叙事疗法的实践
与麦克持续对话

Narrative Practice
Continuing the Conversations

Michael White〔澳〕
著

金 焰
译

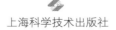

上海科学技术出版社

图书在版编目（ＣＩＰ）数据

叙事疗法的实践：与麦克持续对话／（澳）麦克·怀特（Michael White）著；金焰译. -- 上海：上海科学技术出版社，2020.8（2025.1 重印）
ISBN 978-7-5478-4923-1

Ⅰ. ①叙… Ⅱ. ①麦… ②金… Ⅲ. ①精神疗法—研究 Ⅳ. ①R749.055

中国版本图书馆CIP数据核字(2020)第077234号

上海市版权局著作权合同登记号 图字：09-2020-139 号

叙事疗法的实践：与麦克持续对话

Michael White ［澳］ 著

金 焰 译

上海世纪出版（集团）有限公司
上海科学技术出版社 出版、发行
（上海市闵行区号景路 159 弄 A 座 9F-10F）
邮政编码 201101　www.sstp.cn
上海盛通时代印刷有限公司印刷
开本 890×1240　1/32　印张 5.5
字数 180 千
2020 年 8 月第 1 版　2025 年 1 月第 4 次印刷
ISBN 978-7-5478-4923-1/ R · 2089
定价：38.00 元

本书如有缺页、错装或坏损等严重质量问题，请向印刷厂联系调换

内容提要

　　麦克·怀特是叙事疗法的创始人之一。本书既收录了基于怀特心理学大会上的发言而精心润色的完整论文，也纳入了他未完成的手稿、几份访谈记录和一些"思考"的段落。

　　本书探讨了他的一些社会、政治和伦理见解，极具说服力，并将其应用到心理治疗领域最为关注的话题上。这些话题包括：现代权力的影响、治疗的转折点、个人和社群的伦理、反移情、阻抗、发展丰厚的故事以及治疗师的责任。同时，他还充满智慧地解析了一些治疗中的具体疑难案例，并倡导如何用叙事疗法来应对这些案例，其中包括如何治疗施暴男性、创伤幸存者、神经性厌食症患者、自杀者遗属以及如何进行伴侣治疗。

　　本书内容详实而珍贵，文字优美而典雅，读者可以通过阅读本书审视自己的治疗模式，或者深入了解和体会叙事疗法的转化性力量和实践运用。本书属于麦克·怀特生前最后的作品，他在数十年前所展开的才华横溢的对话，通过本书可以得以延续。

中文版序一

光芒璀璨、历久弥新的珍宝

这是一本值得收藏、细细品味的好书，尤其是对心理治疗师，心理咨询师，后现代叙事疗法的实践者、学习者，以及心理学爱好者而言。

本书对后现代叙事疗法的主要创建人麦克·怀特的遗稿进行了整理汇集。麦克·怀特作为后现代叙事治疗的重要创建人，他的思想渊源、治疗理论和实践方法从何而来，他是如何在治疗实践中贯彻后现代哲学的精髓、创建了后现代叙事疗法的？对于这些引发读者好奇的问题，本书提供了精彩纷呈的第一手资料的答案。

麦克·怀特认为后现代叙事疗法更接近一种生活方式。后现代叙事疗法的哲学基础是后现代哲学观和建构主义的思想：尊重每一个人的独特性，接纳发展过程的不确定性和多样性，尊重人的多元生活方式。麦克·怀特对当下主流心理咨询学派的理论与方法做了深刻的反思，明确地提出：人不是问题，问题本身才是问题——这样一个振聋发聩的主张。

在本书中他写道：治疗师的角色到底是现代权力无意间的同谋者，还是日常生活多元化的倡导者呢？我们的任务是提倡单一故事带来的浅薄观念，还是要寻求替代性故事带来的生命深度？诊疗室是一个因循守旧的场所，还是一个探索未知的环境？在诊疗室里，治疗师是削足适履，还是推陈出新？

如果说麦克·怀特生前发表的著作是叙事疗法神奇的藏宝园，那本书就是又一盒满满的光芒璀璨、历久弥新的珍宝。此书中麦克·怀特探讨了叙事疗法的重要理念——从观念到实操，从原则到提问。对外化、命名、隐喻、重构、局外见证团队、缺席却隐含的概念等提供了全面的范例，并对主流咨询学派的移情、反移情、阻抗都有非常精辟的叙事治疗视角的诠释。尤其是书中几个治疗实例，麦克·怀特与案主的治疗对话，弥足珍贵，给我们留下了无穷的回味……

我们今天能读到这本书的简体中文版，这是翻译者金焰和出版方呕心沥血、多年努力的结果，也是我们读者的幸运。

本书的翻译流畅生动，精致妥帖，达到了信、达、雅、顺。

当然，对本书的深度消化不是一个一蹴而就的过程。为了读者的深入学习和咨询实践，我们为本书读者群、读书会成员提供了一个疑难解答的专用邮箱：resqcenter@hotmail.com，由本书的译者和我为大家回复交流。

我读到本书稿的时候，也是我经历病痛的艰难时刻，它为我的康复给予了特别的力量。感谢金焰。

朱小平
原国家职业技能心理考评员
十年叙事治疗实践者
2019 年 12 月 1 日

中文版序二

"临床现验"的经验沉淀与知识塑形

麦克，我倒了两杯中国台湾的金门高粱酒，直接跟你再次说"哈罗"（say hello again）！看过大卫·丹柏洛夫所整理的这本遗著，给我最大的启发是看到你是怎样思考与工作的。11 篇文章所呈现的"拼图"，可以看出你在每一个个案工作之余的深入思考与记录，在每一个工作坊工作过程与结束时的意有所感的深刻笔记，在每一次演讲时充分整理的论述。我看到了你的生活态度：化实务为概念，在下一次行动中将概念修正与完善化，持续不断、生生不息。所有你产生的"知识"，大多数来自你接触的个案与人群的经验，而不是仅仅去"耙文献"。

当然，你阅万卷书，但你又绝不拾人牙慧。所有的阅读文章都经你的咀嚼消化，再重新孕育成新的概念品种，或嫁接、插枝、扦插，或重新育种甚至基因重组。我知道你受到维果茨基（Vygotsky，1978）"潜能发展区"的影响而设计出"鹰架对话"。米歇尔·福柯（Michel Foucault）以知识史学观点论述知识与权力的关系，刺激你去调整治疗师和来访者之间的权力关系，并敏觉于治疗理论作为专业知识对于治疗关系中权力分布的影响。格雷戈里·贝特森（Gregory Bateson）促使你去思考心理治疗的典范转移：从系统到故事。我深知你拒绝用控制论（以系统结构、严谨流程、正确逻辑、科学证据找到有效策略来正中目标）诱导治疗师以超然、客观的方法去评估来访者出错的原因，修复心理症状，你反而强调"去"

治疗师中心、"去"专家、"去"诊断标签，鼓励我们回到来访者身上开发其地方知识。

在我对于叙事治疗的阅读与写作的过程中，我也看到你接受杰罗姆·布鲁纳（Jerome Bruner）心理语言学理论中的叙说建构、生命自传历程（布鲁纳，1991，1995）等观点。你受到文化人类学家克利福德·格尔茨（Clifford Geertz）的文化诠释方法、地方知识、丰厚描述等的影响（格尔茨，1973a，1973b，1957，1992）；受到芭芭拉·梅耶霍夫（Barbara Myerhoff）在人类学研究中的异国情调的文化、世俗仪式、生命史双重框架等的熏陶（普雷尔，1989；梅耶霍夫和卡明斯基，1992）；受到苏格兰文化人类学家维克多·特纳（Victor Turner）象征人类学或象征与诠释人类学中提到的过关仪式、移动中的文化和社会剧与中介性理论、结构和反结构等的感染（特纳，1969，1986）。

特殊意义经验、双重聆听、隐而未现等问话技术，我认为是你对雅克·德里达（Jacques Derrida）（倡导语言的自由游戏，即意义的无限衍异，揭橥"书写"的不透明，中介特性以及文字传达意义的延宕、挪移及后设性）的礼敬。也使你更自由地以书信、会员重新入会等灵活的方式，去协助来访者创造更多"挪移"位置与"衍异"意义的可能性。你也受到巴赫汀（Bakhtin，2002a）的启发（我也好喜欢他的时空观），强调治疗师对来访者也要抱持"不知道"（not knowing）的态度，治疗师跟"傻瓜"一样好奇、以"不知道"的位置，更能够"惊觉"来访者身上"看似顺理成章的事物，并非必然具有其正当性"的信念，才有机会去显明来访者隐藏的多元故事。

这些人类学家、社会学家和哲学家，可以说都是你间接的老师，在你的论述中可以看见你重视文化诠释、权力运作、地方知识、丰厚描述、双重视框、过关仪式等影响的痕迹。你兼容并蓄的个人藏书，也成了我的藏书。但你带给我的绝不只是丰盛的阅历和创造，更重要的是你"临床现验"的经验沉淀与知识塑形。

这本书再一次展现你的崭新"治疗知识"旅程，11篇文章犹如11颗璀璨的宝石，每一块宝石都是一种"心理治疗知识"产生的纪实，不管是来自演讲内容或是工作细节，都流淌着你的治疗思想、治疗伦理、治疗政治。你的文字负载着你自己对心理治疗的理念，活泼生动犹如涌泉，我在临床现场感觉饥渴的任何时候，都能从中获得甘霖滋润，打开更多的思路，希望本书对其他读者也是。

麦克，我用这杯高粱酒敬你！

黄素菲

中国台湾阳明大学教授

中国台湾咨商心理师学会副理事长

2020 年 5 月

中文版序三

站在巨人的肩膀上，发展中国的本土叙事

本书是后现代心理治疗——叙事疗法的创始人之一麦克·怀特的遗稿的汇集，呈现了叙事疗法的思想渊源、治疗理论和实践方法从何而来。

叙事治疗，作为后现代心理治疗中的一员，同时也是从家庭治疗发展而来。叙事治疗由麦克·怀特和大卫·艾普斯顿开创，从为当地社会文化的弱势群体发声，从人类学、福柯哲学和后现代等视角入手，从"玻璃渣里找糖"，从人们听似不幸的故事中去寻找每一颗不屈的灵魂的力量与呐喊，叙事疗法的精神深深触动了我的心灵，我爱上了叙事的灵魂。

我从十多年前开始接触叙事，一开始相遇，就爱上了。那个时候，我和伙伴练习叙事疗法中的丰厚生命故事这个方法。寻找自己生命中的一个闪光点，然后从行动蓝图（一个事件的具体细节，包括时间、地点、人物、发生了什么等）和意义蓝图（这个事件对人们生命和生活的影响，对一个人自我身份认同的影响和意义）这两个角度，不断丰富这个闪光点在自己生命历程中的发展与意义。从这个故事，一直讲故事到现在，叙事疗法已经成为我生命中必不可少的部分。

童年的我，小学和初中的寒暑假都是在农村和外公外婆一起度过的。记得在一个暖洋洋的夏日午后，外公教我读书。合上书本后，他问我，你有没有想过以后要写一本书啊？我在思索着写书的含义。听到外公继续说，一些名人和作家，他们长大后都会写一本书，献给他们最爱的人。将来，你会不会也想写一本书。如果你将来写一本书，会献给谁呢？要不然，就献给你的外婆吧。

我思忖着，想着，未来的我，会写书吗？于是，写书这件事情，成为我心灵深处的一颗小小的种子。经历若干年的风吹雨打和人生历练，"写书"的这颗种子发芽、长大了，并且开出了美丽的花朵。我真的写了一本书，并且我要把这本书献给我的外公和外婆。

接触叙事治疗的第十个年头，我真的写了一本书，献给我的外公和外婆。这一切，都是站在麦克·怀特等叙事治疗师这些巨人的肩膀上完成的一朵小小的浪花。

叙事治疗的哲学观，与中国传统文化的某些部分不谋而合，于是叙事治疗在中国大地上开出了自己的花。比如说，传统文化中的太极图、阴阳相生、祸福相依以及"塞翁失马，焉知非福"的故事，正体现了叙事治疗中"双重聆听"（一方面听到来访者看似不幸的人生故事，另一方面也需要去听到来访者应对逆境的力量）等方法的核心内涵。

叙事治疗不仅仅是一种心理治疗的方法，更是一种看待问题的世界观与哲学观，也是一种朴实的人生态度。对待家人、对待朋友，持有一种好奇的观点和态度。比如说，当孩子发脾气时，不仅仅是看到发脾气的这个行为，更重要的是需要看到，孩子发脾气背后的意图和情绪。如果家长可以带着好奇的态度，去询问孩子为什么发脾气，去看到孩子发脾气背后的情绪，我们就是在实践叙事的"好奇的"态度，当我们这样做的时候，孩子会感到被尊重、被理解。

问渠那得清如许，为有源头活水来。麦克·怀特的这本由遗稿组成的合集，将带领大家去探寻叙事治疗的源头。站在巨人的肩膀上，发展中国化、本土化的叙事治疗，我相信，会是麦克·怀特等叙事治疗师的心愿。

王继堃
华东师范大学心理与认知科学学院
心理学博士后，硕士生导师
2020 年 7 月

中文版前言

    本书是叙事疗法创始人麦克·怀特 2008 年去世后，经过同仁整理发表的遗作。尤其值得一提的是，书中的《引言：对话麦克·怀特》和《后记：关于叙事疗法的持续对话》也非常精彩。《引言：对话麦克·怀特》作者是大卫·艾普斯顿，作为麦克·怀特一生的知己和挚友，他全面回顾和梳理了麦克·怀特的精神财富、叙事疗法的来龙去脉，以及叙事理念背后的林林总总——意蕴深厚的文学、文化、人类学、哲学、伦理学的学者和作品。《后记：关于叙事疗法的持续对话》的作者是麦克·怀特的妻子，她详细回忆了麦克·怀特的人生故事和时代背景，给麦克·怀特写了一篇传神的精神传记。后记中她还对叙事疗法的发展和展望进行了广泛详尽的介绍。《引言：对话麦克·怀特》和《后记：关于叙事疗法的持续对话》放在一起可以让我们看到叙事疗法从开创到蓬勃发展的全貌，也让创始人麦克·怀特的形象跃然纸上。纵观全书，我们不由地深深尊敬和钦佩怀特，他既朴素又深邃，既温暖又热情。

    本书分为两部分。第一部分介绍了叙事疗法的理念，这部分充满哲学思辨和社会批判，能激励读者进一步了解叙事疗法背后的当代哲学和文化批判概念。第二部分介绍了叙事疗法的实际运用，提供了大量的案例解析，可供读者学习和参考。尤其是麦克·怀特的访谈稿和治疗对话稿，让我们似乎走进了诊疗室，近距离地观察和领略麦克·怀特的魅力。

    麦克·怀特是一名草根心理学家，也是个充满社会关怀、民胞物与、燃烧着理想主义血液的社会活动家。因此怀特不仅仅是心理学家，更是一个文化和社会批判者。正因为没有学院式的治疗理论捆绑，没有专家学者的光环，反而让他身上有种拓荒的冒险家精神。怀特是心理领域的"造反派"，通过推崇以来访者为中心的理念，他批判和颠覆了许多心理学领域的既有做法，创造了充满原创性的叙事疗法。

金焰

2020 年 4 月

英文版序

　　有一次我跟麦克开玩笑，说我正在生他的气。我解释说自己是重读了他的一篇论文后才冒火的，并故意气鼓鼓地质问他，怎么可以把我最新的观点偷偷藏在他6年前写的论文里呢？何况论文发表之初我就已经仔细拜读过了呀。他露出微笑，还真的向我道歉呢！

　　麦克的文章总是充斥着新颖想法，不管读过多少遍、出版了多久，都开卷有益。这点在他去世之后成了我内心的安慰。我可以一遍又一遍地重读他的作品，并总能找到一些新想法。这次他从未发表过的文字能结集成书，又将是多么宝贵的礼物啊！我认为本书就像一间充满珍贵藏品的宝库，我肯定会花上几年的工夫去探宝的。

　　宝贝之一是本书收录了麦克用作大会发言的几篇论文。对聆听过这些发人深省的大会发言的人来说，能够回过头来慢慢品味这些演讲稿，不但是莫大的惊喜，更可以仔细地学习。对当年无缘听到麦克演讲的人而言，这更是弥补遗憾的良机。

　　麦克和几位来访者做咨询的故事也收录在本书中。在这些故事中，我们不但得以一睹他工作的细节，也可以发现他对待治疗关系是多么精细和用心。尤其令我欣喜的是，本书收录了一份详尽的咨询访谈逐字稿。如果读者想通过读书来见证麦克的治疗工作，这算是最近距离的一篇了。

　　还有一些文章让我们沉浸在他深邃的思想里，并体会支撑他工作的决心与目标。他对伦理和政治的表述非常直接和清晰："……问题不在于我们该不该把政治带入诊疗室，而是治疗师到底愿不愿意坦率地承认诊疗室里政治的存在，以及治疗师打算在何种程度上成为复制这些政治的共犯。"

可能因为这是麦克最后的著作，我决定慢慢地品读。每天早晨在我的咨询室里，我会在开始个案会谈前阅读一小节。这些文章让我时而欢笑，时而流泪。让我的工作也有了全新的启发。我注意到我和来访者会谈的某些时刻，与麦克所描述的场景很有共鸣。我感到我工作时的回应方式也变得不同了，而我更喜欢现在的回应方式。当我读到麦克说的"……因此，也许我们现在应该找到全新的方式来恢复那些有意识动机的表达，提升它们，使之足以代表我们真实的生活和工作"时，我忍不住脱口而出："的确如此！"

再次听到麦克的"声音"让人非常愉快。在本书中，他的"声音"时而洪亮清晰，时而温柔质疑，时而轻松欢笑，时而严肃认真。我收到本书初稿时书名还没定。得知书名含有"Continuing the Conversation"（与麦克持续对话）后，我感到非常高兴。因为这本书的阅读过程感觉就像是在和麦克本人进行着一场场的对话。其实还不只是对话，通过阅读这本书，我感到麦克似乎还在参与我的工作。但愿别的读者在阅读本书的过程中也会有这样的体验。因为在生活中，你真的找不到像麦克那样的工作伙伴——他是那么的善于创造、勤于思考，并且总是富于激情地参与到你的对话中来。

有一段时间麦克总是重复引用一段关于涟漪的话："最持久的涟漪总比没那么持久的涟漪要维持得更久一点。"我喜欢这段话，不仅是因为麦克的澳大利亚口音，而且是因为它所传达的深意：一个小小的行动可能以无法预期的方式引发越来越大的影响。麦克在本书收录的一篇文章中清晰地谈论了注重小步渐进的重要性。在工作中，麦克一贯重视这种求微见著的做法，在本书的一些案例中，我们会一再看到这种做法。不过我之所以提起这段话，还因为我正在预想着本书能引发的层层涟漪。我知道我们这些研究过麦克的工作、阅读过他著作的人都会为这本新书而欢欣鼓舞。我也希望年轻一代治疗师可以通过本书开始理解麦克的工作。我将翘首以盼那层层涟漪。

我读第一遍的时候读得非常慢，不过现在已经把这本书反复看了好几遍了。我在书上画星号、划重点、写批注。这是我在某页空白处写的眉批："这儿我有些疑问——要是能当面问麦克该有多好。无奈，只能和同仁互相探讨了。"我热切期盼我们能够开展这种探讨。

吉尔·弗里德曼

编者的话

本书有一个故事对我特别重要。在第二章，麦克讲述了冬娜的故事。他们当初见面的时候，冬娜的父母非常担心她的生活质量。冬娜被诊断为精神分裂症，已经服药多年，并多次住入精神病院。麦克和冬娜及其家人在 8 个月的时间里多次会面，其间冬娜开始回归社会。可是，后来有好多年，冬娜还是会不时来杜维曲中心拜访怀特，她称之为"充电"。有一天，他们的会面发生了出人意料的转向：

这次会谈之前，我和冬娜有 5 个月没见面了。谈话快要结束的时候，她刻意地仔细环顾我的咨询室，并大声说道："真是一团糟！"她主要是说我的文件系统——当时我使用的是平铺式的文件归档系统，总找不到要找的东西。我回答说："是啊，的确够乱的。我已经决心要整改了。"冬娜说："真的下决心了吗？是什么让你觉得你已经准备好了呢？"这个问题是多么的熟悉啊。我笑了，尽我所能地回应她。冬娜接着问道："我猜这不是心血来潮吧，是什么让你下此决心呢？"这时我们都笑了。冬娜接连抛出问题来继续访谈，诸如："你觉得会在什么时候付诸行动呢？""我猜，下周或者下下周吧。"我说。

我们又聊了一会儿，之后我陪着冬娜走到前台。令我惊讶的是，冬娜和前台预约 2 周之后再来咨询。我指出这不像她一贯的作风，以前她总是在感到需要充电的时候才来。"啊，"冬娜相当热情地说，"这次不是为我，而是为你！

我预约 2 周后咨询是想看看你的整改计划落实得怎么样了。"我不禁瞠目结舌。

冬娜约的时间是周四一早，我周三晚上半宿没睡，把铺得到处都是的文件，一摞摞地归类叠放起来。理完后我才设法小睡了几小时，见冬娜之前又喝了咖啡打起精神。那次会面真的很棒。冬娜风风火火地冲进我的房间，并大喊一声："简直焕然一新啊！你还真的做到了！"然后她停顿了一下，说："但是我不能那么说，重要的是你的想法，你说了才算。"我们再次默契地大笑起来，冬娜又一本正经地追问："请问，这件事对你内心的自我形象有什么影响？"这时，我已经笑得几乎难以自持了。

这个故事对我来说很重要，有几个原因。首先它反映了在麦克的治疗工作中，尤其是面对严重精神疾病的个案时，所特有的充满乐趣、欢笑和平等精神的做法。其次，它还是我将麦克未发表的文章结集成书过程的一个缩影。如果不是因为冬娜，我们可能根本找不到本书的部分章节！正如故事所描述的，去年整个夏天我们都在埋首整理麦克的四处平摊和堆放的文件，也翻找了成堆的计算机磁盘。这些磁盘带着凸显 20 世纪 80 年代和 90 年代特征的轰鸣转动声，足足有 200 多盘。整个过程就像一场救援行动。我永远不知道某个发现是否近在眼前。

我还真找到了不少宝贝。许多手稿是我已经知道并刻意寻找的，但另一些则实属意外收获。我可能打开了某张磁盘的第 17 个文件（文件的命名方式总是那么令人费解），突然间那些不为人知的故事和闪耀着智慧火花的想法就尽显眼前。这种如获至宝的感觉令我亢奋，不过在过去的岁月里，我有过太多这样的感觉。

每年 1 月是麦克的写作期。夏日炎炎里，他会躲起来阅读和写作。我们会耐心地等待，并小心地询问进度。他很快将初稿写好并交给我阅读。我总是对这个时刻满怀期待。因为我知道麦克最新的故事和想法总能让我改变对人生的看法。对此，我从来没有失望过。然后我们就一起努力直到完成最终稿。

这次搜寻档案的过程就好像我又从他那里拿到了 11 份初稿。而这些手稿的完整程度差异还不小。我觉得编纂已故作者的遗作，重要的是让读者对我们的幕后工作心知肚明。

在此容我简单介绍每个章节形成的背景，并解释我们是如何将他们整理出版的。

第一章　叙事疗法探索的是整个世界·识破和拒绝现代权力下的自我监管

这一章引人入胜地介绍了麦克对现代权力以及治疗中的权力的独特理解，本章内容来自两份资料：一份资料是麦克在杜维曲中心第二届国际叙事疗法和社区工作会议上的主题演讲，会议于 2000 年在澳大利亚的阿德莱德召开；第二份资料是麦克 1999 年一个工作坊的笔记，题为《权力的各种面目》(*Different of Personal and Community Ethics*)。

第二章　如何找到治疗的转折点·个人和社群伦理

2004 年，在阿德莱德杜维曲中心的国际叙事治疗夏季学校，麦克做了这场感人肺腑、妙趣横生又发人深省的主题演讲。本章还收录了另外一篇手稿的节选，题为《让合乎伦理变得更加困难》(*Making it More Difficult to be Ethical*)。

第三章　反思诊疗室里的权力政治·挑战控制伦理

治疗师们应该怎样拒绝在治疗过程中复制主流文化呢？在本章中，麦克致力于提供一种超越控制伦理的方法。这是麦克为在阿德莱德举办的一次会议所准备的一篇长文的节选，成文于 20 世纪 90 年代早期，只需极少的修改。

第四章　督导和利用"反移情"·用缺席却隐含的价值发展丰厚的人生故事

第五章　利用阻抗反思治疗师的技巧·帮助来访者跨越最近发展区

这两章内容讨论了麦克很少探讨的话题——"反移情"和"阻抗"现象。这两章内容来自麦克 2005 年在美国阿纳海姆举办的"心理治疗演进大会"(*Evolution of*

Psychotherapy Conference，2005）上所做的演讲。其中收录了麦克为这些演讲所准备的笔记，并穿插了他在本次大会上讲述的几个故事的文字稿。

第六章　治疗神经性厌食症 · 对麦克 · 怀特的访谈

麦克最后一次发表关于叙事治疗如何应对神经性厌食症的文章距今已经有很多年了。2006 年 5 月在墨尔本机场，我和麦克做了一次访谈。2007 年我们把这份访谈的文稿发给了几位从事叙事治疗的同行，请他们审阅，但我们从未正式发表过这个访谈。将该访谈纳入本章时，只需稍做校勘。

第七章　治疗施暴男性

在 2005 年和 2006 年，麦克举办了两次"应对暴力"高级工作坊。在准备这两次工作坊的过程中，麦克和我曾经与一个叫作 WOWSAFE 的组织会谈（这是一个针对男性对女性暴力行为的女性组织），我们还应瑞秋 · 哈格特（Rachael Haggett）之邀与长湾监狱暴力预防小组的男性犯人们会谈。这一章内容有好几个来源，包括：2006 年麦克在应对暴力工作坊期间分发给学员们的讲义；麦克放在一个文件夹里的 3 份手写笔记，笔记里他描绘了如何脱离"暴力"生存方式的"蓝图"；2001 年麦克写的一封治疗性信件；2006 年我们访问长湾监狱后麦克和我合写的一封治疗性信件。17 年前我第一次来杜维曲中心参加培训时，就在探索如何在长湾监狱工作中应对男性暴力行为，以及如何应对学校中男生的暴力行为。我相信麦克针对男性暴力行为的想法意义深远。自 20 世纪 90 年代以来，我和麦克就这个话题谈过很多。如今，这些想法终于可以付梓出版供临床治疗师们参考了，这让我颇感欣慰。

第八章　通过外化的对话让来访者形成关于责任的概念 · 案例解读

麦克在工作坊中最常遇到的问题是"怎样将外化的概念和责任感联系起来"。本章试图回答这个问题。本章是根据麦克在 2005 年心理治疗演进大会上的演讲稿整理出来的。

第九章 应对创伤经验

21 世纪最初几年，麦克开始关注叙事治疗如何应对创伤的话题。他在杜维曲中心第四届国际叙事疗法和社区工作会议上发表了影响深远的主题发言。会议于 2002 年在美国佐治亚州的亚特兰大举行。为准备这次演讲，他写了好几个版本的稿子，每个版本都内容翔实，无法在论坛上一次讲完。在其中一个版本的稿件中，我发现了 "重新评估和引发共鸣" 的详细笔记。本章还很有必要地收录了麦克 2003 年发表的一篇文章的节选，它解释了 "缺席却隐含的价值" 这个概念（2003）。

第十章 应对自杀导致的丧亲之痛·治疗对话逐字稿

麦克讲授过如何帮助那些因亲人自杀而痛失所爱的人的课题，但他生前没有发表过相关文章。本章整合了三份不同来源的资料：一份 1999 年 10 月 15 日的手稿构成了本章的开篇介绍部分；麦克·怀特档案数据库里的一份录像逐字稿则给出了如何实践的范例（涉及当事人的个人资料都已经被替换掉了）；而麦克的工作坊笔记则让我们得以组织整理本章的连结性段落和结论。

第十一章 解构技巧·通过解构式询问让伴侣们搭上一场探险之旅

治疗师们经常询问对于运用叙事疗法来进行伴侣治疗有什么进一步的想法。因此，我们将麦克档案里几篇没有注明日期的笔记收录在本章中。这几篇笔记大约写于 1999 年或 2000 年。

11 章内容，就是 11 颗宝石。每颗宝石都闪耀着光芒，让我们得以领略麦克对治疗实践巨大贡献的某个方面。

麦克喜欢引用克利福德·格尔茨（Clifford Geertz）的一段话来强调"通过重述来拯救说过的话语"的重要性[参见格尔茨（Geertz, 1983）；纽曼（Newman, 2008）]。说过的话语转瞬即逝，无法驻留。所以，当来访者诉说来之不易的生命知识的时候，叙事治疗师所扮演的角色就是去"拯救"来访者说过的话语，以及话语的意义，并形成文字记录，好让来访者在未来的人生中反复查看和加以利用。通过这个拯救的过程，治疗师致敬并延长了来访者说过的话语的"生命"，否则它们很容易被忽略。至于这个过程该如何开展以及其中的每个步骤该如何实施，则都需要做一番伦理的思考。

我把编纂这11章书稿的任务也当作一场"救援行动"——从遗失的边缘中寻回并珍藏麦克思想的珠玉。每当我在软盘上找到一个文件时，都会异常兴奋，同时也不禁感慨"稍有不慎便逝者难追"。本书同样也力图致敬和延长麦克所说过的话语的生命，不教它们冷落蒙尘，并用书籍的形式来珍藏它们，好让将来的治疗师们学以致用。

一路走来，我们也不断地反思在整理逝者遗作时应该思考的各种伦理问题。极具意义的是，代表本书各章雏形的原稿和文档都收藏在麦克·怀特资料库里。将来的学者如有雅兴，大可以对本书成书时对原始文字记录所做的每一项编辑和整理工作寻根溯源。

有一天，我给冬娜打了个电话，告诉她这本书的事情。冬娜说这让她非常开心。她还说她是多么在乎和怀念麦克。我提醒她，要不是当初她督促麦克整理他那一团糟的办公室，也许我们的编书工作就不会那么顺当了，于是我们都笑了。

麦克的治疗室里经常传出阵阵欢声笑语。我希望读者在本书的字里行间能感受到那笑声余音仍在。

大卫·丹柏洛夫

致 谢

感谢诺顿出版社的同仁为出版本书所提供的帮助。其中，感谢主编黛博拉·马尔穆德（Deborah Malmud）的全情投入和宝贵建议，感谢编辑玛格丽特·赖安（Margaret Ryan）对本书的重要贡献，感谢马克·特鲁丁格（Mark Trudinger）参与了编辑工作。

玛丽·希思（Mary Heath）和雷切尔·赫辛（Rachel Herzing）对第七章的初稿提供了很有价值的反馈，在此一并致谢。

最后，我们要感谢以下的临床治疗师，他们受邀为后记的撰写做出了各自的贡献：伊莎贝尔·拉普兰特（Isabelle Laplante，法国），尼古拉斯·德·比尔（Nicolas De Beer，法国），尼尔斯–亨里克·索伦森（Niels-Henrik Sorensen，丹麦），约翰·斯蒂尔曼（John Stillman，美国），吉姆·杜瓦尔（Jim Duvall，加拿大），加莱布·瓦孔古（Galeb Wakhungu，乌干达），莱蒂西亚·乌里韦（Leticia Uribe，墨西哥），玛丽莲·格兰德索（Marilene Grandesso，巴西），皮埃尔·布莱克–萨赫农（Pierre Black-Sahnoun，法国），玛姬·凯莉（Maggie Carey，澳大利亚），伊沙依·沙里夫（Yishai Shalif，以色列），塞克内·哈穆德–贝克特（Sekneh Hammoud-Beckett，澳大利亚），沃尔特·贝拉（Walter Bera，美国），盖伊·斯托克尔（Gaye Stockell，澳大利亚），阿方索·迪亚兹–西米思（Alfonso Diaz-Simith，墨西哥），哈夫·福克斯（Haugh Fox，英国），肖娜·拉塞尔（Shona Russell，澳大利亚），盖尔·伦德比（Geir Lundby，挪威），托德·奥古斯塔·斯科特（Tod

Augusta Scott，加拿大），约翰·温斯莱德（John Winslade，新西兰/美国），乔纳森·摩根（Jonathan Morgan，南非），佩吉·萨克斯（Peggy Sax，美国），莎拉·豪格斯（Sarah Haughes，加拿大），马克苏达·贝根（Maksuda Begum，孟加拉国），鲁迪·克朗比克尔（Rudi Kronbichle，奥地利），露丝·普卢兹尼克（Ruth Pluznick，加拿大），佐伊·卡赞（Zoy Kazan，美国），玛丽莲·奥尼尔（Marilyn O'Neill，澳大利亚），安永小森（Yasunaga Komori，日本），洛林·赫特克（Lorraine Hedtke，美国），维维安·纳瓦特南（Vivian Navartnam，新加坡），库基·托莱多（Cuqui Toledo，墨西哥），凯西·魏因加滕（Kaethe Weingarten，美国），杰夫·齐默曼（Jeff Zimmerman，美国），秦安琪（Angela Tsun On-Kee，中国香港），玛丽亚·安吉拉·特谢拉（Maria Angela Teixeira，巴西），达里亚·库图佐娃（Daria Kutuzova，俄罗斯/法国），袁安琪（Angel Yuen，加拿大）和克里斯·比尔斯（Chris Beels，美国）。

目　录

引　言
对话麦克 · 怀特

麦克，你去世几个月后，我读到一则小故事，顿时就像腹部毫无防备地重重挨了一拳。

故事的讲述者是一名酒保。他说曾经有一位老顾客每天都坐在同一张吧台凳上，每次都点两杯一模一样的白酒。酒保知道不该打扰他，因为这位顾客似乎正在和某位看不见的老友热切交谈着。大约一两个小时之后，他喝完这两杯酒就会自行离开。就这样，几年间他们彼此熟悉了。有一天酒保斗胆问这位客人："你为什么要一次点两杯酒而不是只点一杯？"这位顾客伤心地告诉他，另一杯酒是为一位朋友点的，这位朋友因为政治迫害而流亡在外。几个月后，这位老顾客只点了一杯酒。这位酒保做了一件从未做过的事情，他隔着吧台伸出手来，碰了碰那位顾客，并说："请节哀顺变 [加莱亚诺（Galeano，2006）]。"

麦克，你留给了我们很多财富，尤其是两大宝藏——本书所收录的文集和你的录像资料（请登录 http://www.dulwichcentre.com.au/michael-white-archive.html）。我能想象我们中的很多人都想要斟上两杯酒，一杯给你，一杯给我们自己。我们有太多衷肠要向你倾诉，而你也有太多箴言要向我们吐露。

我是从今年（2009 年）4 月 4 日，你突然离世第二年的祭日开始写这篇文章的。我觉得这么做不算明智，因为我写着写着就又回到了去年给你写祭文的感觉。这让我几乎彻夜难眠，白天也魂不守舍。琼·迪迪翁（Joan Didion，2003）说过："非亲历者，不知伤心可至何等境地。"我从这句话里得到了些许安慰。几周后，当我再次提笔的时候，就更不知该如何落笔了。心烦意乱中，我向安·艾普斯顿（Ann Epston）求助。你知道的，我常这么做。她说："你为什么不给麦克写封信呢[1]？"我的精神立即为之一振，因为我有太多的话想跟你说，现在我终于知道该怎么说了——就像那位酒吧常客一样点上两杯酒，而非只点一杯自饮自酌。

　　麦克，你肯定还记得，在经历数次取消后，我们终于敲定了在阿德莱德见面的日子。而且我们十分确定不会再有变数了。令人心酸的是，我们计划重聚的日子只比你不幸离世晚了 3 周。而我回到阿德莱德竟然是为了参加你的葬礼。我难以形容自己有多憧憬这次会面，想把"思想火花兄弟档"的下阶段工作方案好好规划到我们各自"老糊涂"的脑瓜里。

　　自从 20 世纪 90 年代中期开始，我们就不无遗憾地承认，尽管我们一直想见面，可我们各自工作和差旅的时间冲突总让我们无法如愿。不知你是否记得当初叙事疗法是如何一步步兴起，并让我们不断为之惊奇的。1989 年，我们在美国婚姻家庭治疗协会旧金山大会上举办了会前工作坊，你还接受了"趁热打铁"式的现场采访；接着，1994 年《家庭治疗通讯》（Family Therapy Networker）出了一份介绍叙事疗法的特刊［西蒙（Simon，1994）］，1 年后《新闻周刊》（Newsweek）又刊出专题报道［考利和斯宾（Cowley & Springen，1995）］。近来，我们都忙于各自的写作计划——里克·梅塞尔（Rick Maisel）和我正在合写《以牙还牙：对厌食症和贪食症鼓舞人心的抗拒》（Bitting the Hand That Starves You: Inspiring Resistance to Anorexia/Bulimia）［梅塞尔，艾普斯顿和博登（Maisel, Epston & Borden，2004）］（译者注：bite the hand that feed you 是英文中的恩将仇报的意思，这个标题是对这个成语的戏仿）。而你正在写《叙事疗法实践地图》（Maps of Narrative Practice）（怀特，2007）。麦克，难道你早就预感到自己会过早离开我们，因此才异常努力地撰写此书吗，我认为它代表了你一生治疗工作的精华。

　　我能在挪威克里斯蒂安桑的国际会议上举办你的《叙事疗法实践地图》的首发仪式，如今看来意义重大[2]。我想到这件事就忍不住想笑，因为当你听说我计划这么做的时候，你使出了浑身解数劝我放弃。发觉我完全不为所动时，你甚至还搬出一些明显牵强的理由。麦克，你对事业与生活中遇见的每个人都充满敬意，心怀感激，你还倡导鸣谢他人贡献的"论坛"（怀特，1997/2000），而我们却鲜有机会给你安排同等的待遇，本次会议实属例外。

麦克，当我看到你这些从未发表过的论文、演讲稿、工作坊讲义、信件和你的只言片语能够出版时，内心的欣慰着实难以形容。当然，我知道还有一些宝贵的录像资料。尽管你从 20 世纪 80 年代初开始通过杜维曲中心出版社不断推出作品［艾普斯顿和怀特，1992；怀特，1989b，1995a，1997，2000b，2004；怀特和摩根（White & Morgan，2006）］，但我不得不引以为憾而你也深有同感的是，北美洲的学者和临床治疗师提到你的时候只知道《叙事疗心》（*Narrative Means to Therapeutic Ends*）（怀特和艾普斯顿，1990）（译者注：中国台湾版书名为《故事、知识、权力——叙事治疗的力量》）这本书。

还记得我们俩曾一再谈到应该大力表彰杜维曲中心出版社的谢丽尔·怀特（Cheryl White）、简·黑尔斯（Jane Hales）、大卫·丹柏洛夫（David Denborough）和马克·特鲁丁格（Mark Trudinger）的独立精神吗？他们出版的作品涉及的都是你非常关注的主题。主流出版社不能或者不愿出版此类作品。杜维曲中心出版社一直是叙事疗法和社区工作最主要的"声音"，并且在将来一段时间仍会如此。回想起来，这一切缘于 20 世纪 80 年代名曰"活动预告"的通告。当时我们用它来通告阿德莱德杜维曲中心每周五下班后所举行的讨论会。如果没有这样一个独立的出版社，叙事疗法不可能发出那么强而有力、独具个性的声音，也不可能涉及那么多的领域和课题，而你是其中很多课题的代言人。

麦克，我知道你和我一样对诺顿出版社心存感激。这是一个值得尊敬的出版社，是他们选中了我们两个的朴素初稿［《文学疗心》（*Literary Means to Therapeutic Ends*），把它更名为《叙事疗心》（*Narrative Means to Therapeutic Ends*）］，并推荐给了国际读者。

苏珊·巴罗斯·蒙罗（Susan Barrows Munro）成了我们的朋友、挚友兼编辑，后来黛博拉·马尔穆德（Deborah Malmud）接替了她的工作。在她的精心编排下，我的《以牙还牙：对厌食症和贪食症鼓舞人心的抗拒》和你的《叙事疗法实践地图》终于得以出版。我们都为诺顿出版社和我们的良好关系感到自豪。

你在你的作品和治疗实践中，一直尝试着关注范围广泛的社会、政治和伦理问题。通过阅读本书所收录的这些未曾发表过的论文，哪怕对你了解尚浅的读者也能感受到你渊博的学识、优雅的思想、博大的胸怀，以及最明显的一点——你坚守信念的勇气。在坚守信念的道路上，你并不孤单。毫无疑问，你有谢丽尔·怀特的陪伴，她是你常常称赞的"我的缪斯女神"，还有家庭治疗中心［沃里希·坎贝尔（Warihi Campbell），塔马利尤图·奇亦·塔马塞塞（Taimalieutu Kiwi Tamasese），弗罗拉·图哈卡（Flora Tuhaka）和查尔斯·沃尔德格拉夫（Charles Waldegrave）］，你开始接触其他文化时［沃尔德格拉夫（Waldegrave，2005，2009），沃尔德格拉夫（Waldegrave），塔马塞塞（Tamasese），图哈卡（Tuhaka）和坎贝尔（Campbell，2003）］，给他们的"正义治疗"提供了指导和咨询。等等不一而足。试想一位读者在读过《叙事疗法实践地图》后，再阅读本书中这些从未发表过的论文，他所能从中得到什么样的收获，这就是你所说的"重构的社会想象"［泰勒（Taylor，2007）］[3]。为什么我会使用如此宏大的概念呢？我想用它来有所保留地表明你的远见卓识，尽管你只想脚踏实地致力于本土和特定的人生课题。

■ 你的政治观与诗意

本书收录的论文向我们表明了你的政治观和伦理观。然而对我提出的在你的思考和治疗实践中所体现出来的诗意，你却不置一词。或许，你理所当然地认为诗意本就与你无关，或者无须多言，且也不该由你来判断。然而任何一个人只要看过你的录像、读过你的作品或者听过你的演讲，都会为你思想的雄辩所折服。最近史蒂芬·麦迪根（Stephen Madigan）对我说，每当阅读你的作品："我都会感动得热泪盈眶……那是充满喜悦和敬畏的泪水，如同品读优美的诗歌，或欣赏绝佳的景色（史蒂芬，个人通讯，2010年4月19日）。"

麦克，没有人能抄袭你，因为你的言谈和文字都深深地打着你独特的烙印。你向治疗询问的问题库贡献了何止几百个问题？而你所创造的新词，又有多少会被《牛津英语词典》（Oxford English Dictionary）所收录？在1981—1986年，你将贝特森的宏大理论转化成独一无二的治疗实践。最神奇的还是你的遣词造句，总能四两拨千斤地描述复杂的人际关系——传统英语似乎并不长于此道。然而直到读到本书中你和年轻来访者之间那些令人叫绝的外化对话时，我才第一次惊叹于你的语言天才[4]。你的语言文字总是充斥着属于你的原创表达，鲜有例外。

麦克，你不觉得我们可以用诗意来形容你吗？毕竟，你的词句中时常散发着令人着迷的魔力，因此我毫不奇怪你会借用巴什拉（Bachelard，1958/1994）的说法，用"度人"这个美学意象来作为你叙事实践的隐喻。

如果想探讨在叙事实践中融入诗意的重要性，我认为我们就必须要在专业领域之外花大力气广泛地阅读。为什么我觉得值得这么做呢？因为，麦克，这是我们所共同关注并为之愉悦的东西——就是去思索如何运用语言来呈现你所说的重构的社会想象。这可能会让我们重新思考，并更多地运用外化对话的实践。

在《探究的语言》（The Language of Inquiry）一书中，林·何吉尼安（Lyn Hejinian）写道："或许正因为诗歌能孕育诗意、自我反省和自我表达，诗歌才得以激发语言的潜能并借此超越它的局限（何吉尼安，2000）。"诗歌和叙事一样，将语言当作体验人类经验的媒介[5]。你和你督导的治疗师或你教导的学生似乎都习惯于"另类思考"——去超越原先困住手脚的语言局限。我从单向镜后面观察过很多个你的来访者，几乎毫无例外，绝大多数人都从最初的惊讶转为后来的愉悦，因为他们意识到治疗对话引领他们去到了一个全新的领域。他们离开的时候都带着主动的自我追寻，会不断地反思和尝试全新的生活方式——试着成为另一个我。他们都隐约感到，改变正在发生。

这是否让你联想到我们俩都对表演性的仪式分外着迷，以及经过你细致借鉴和改造的梅耶霍夫（Myerhoff）的界定仪式和"局外见证"（梅耶霍夫，1982；怀特，1995b）？我们当初计划见面的时候，你提到我们应该回顾一下以前读过的一些作品。你说的是不是范·盖内普（Van Gennep）的"阈限阶段"（liminal phase）和特纳（Turner）的"反结构"（anti-structure）？我记得还想跟你一起研读和借鉴诺曼·邓辛（Norman Denzin，2003）的《表演民俗学：批判教育学与文化政治学》（Performance Ethnography: Critical Pedagogy and the Politics of Culture）。

■ 借鉴福柯的思想智慧

不过，麦克，你是从福柯的思想智慧里找到了制高点来反思和批判心理治疗领域的文化历史和具体实践的。这不也让你对自己原有的"另类思考"做出进一步的另类思考吗？这么说是因为 1981 年我第一次听你介绍自己的治疗实践时就确信你是个另类思考者[6]。记得当时你讲完后，一股强大的内心冲动让我不由自主地站了起来并当众宣布：你们应该庆幸刚刚见证了"一个全新的家庭治疗流派的诞生"。我其实说得不够全面，因为你一生所做的贡献远不止于此。在此之前，你一直在 20 世纪 70 年代家庭治疗的政治派别中寻求慰藉，而我也是[7]。

麦克，有时候似乎福柯是在直接和你对话，纵然他非常晦涩。我猜想福柯几十年前作为心理学实习生在精神病院工作的时候，对所见所闻的不满，和你多年后的感受何其类似。福柯让你看到了我们自己的文化史，不是吗？通过让我们所有人都置身于具体的历史文化和"治疗"文化中，福柯给了你手段和勇气来不仅反思我们当前的治疗实践，还重新创造了全新的治疗实践。

福柯挑战了我们的既有叙事——这些叙事声称：是我们将治愈的艺术从黑暗中引领到了心理学专业和技术的光明之中。福柯告诉我们这是一种全新的权力模式，他称其为"专家权力"，还告诉我们专家权力是如何与知识的全新形式相辅相成的。福柯比我所知道的任何人都更能让你超越善良的初衷，去关注行为的后果："我们知道自己在想什么；我们也以为知道自己在做什么；但我们知道自己行为的后果吗［福柯，收录在德雷福斯和拉比诺（Dreyfus & Rabinow，1983）]？"你不也把追踪行为的后果看作自己的使命吗，而且一旦发现造成这些后果的源头，你个人的"政治运作"不就是在治疗实践中尽可能地补救吗？在你阅读的作品中，你认为福柯远远超越了任何一种对心理治疗实践的现有批判。同样地，福柯的批判也让你能够看清作为治疗师如何身陷在根深蒂固的"专家权力"和心理学专业知识之中。

福柯让你跳脱任何哲学的定义来思考何谓"知识"。福柯的学术可以被恰如其分地称作"关于真理如何产生的人类学"，即所谓的真理是如何被生产出来并加以维护的。我相信你的伦理观和政治思想是随着反抗运动的兴起应运而生的：即反对只授权特定人士谈论所谓的"真理"并把其他人排除在"知识"之外，反对把世界划分为掌握知识的知者和崇拜知者的其他人。你致力于让每次治疗对话都成为你所说的"双向街"——一个谈话的双方彼此交换礼物的过程[8]。麦克，在我看来你总是双重地敬重来访者：既敬重他们的痛苦也敬重他们摆脱痛苦的努力［金和艾普斯顿（King

& Epston，2009）]，同时坚信他们拥有自己的"知识"。

福柯从来没有明确提过他对心理治疗的看法，于是哲学家约翰·卡普托（John Caputo）大胆猜测如果福柯当了治疗师会如何：

这种心理疗法——如果出自福柯的话，不会将发疯的人视为医学知识的客观对象，即"患者"（patients），而是把他们看作"受苦的人"（patiens）——因为知识而饱受痛苦的人们。"受苦的人"不是知识的对象，而是知识的创造者或者主体，他们每个人都有我们可以借鉴的地方（1993）。

对于福柯会是怎样的治疗师，卡普托继续猜测：

治愈性的治疗实践并非意在通过解释来消除痛苦，也并不想去填补痛苦造成的深渊，而是要让来访者确信他们并不孤单，在真理的黑夜里我们是他们的兄弟姐妹。治愈性的治疗实践不是去解释什么是疯癫，并以为解释能消除疯癫，而是要承认这是我们的共同命运，并深信人类同心同德，相互支持。

麦克，你可以对比这段话和我摘抄的你对相互支持的理解：

什么是相互支持？我认为如果治疗师拒绝严格划分自己的生活和别人的生活，拒绝将来访者边缘化，并常常扪心自问一个事实：如果要治疗师来承受造成来访者困扰的生活境遇的话，也许表现还不如来访者做得好，这样的治疗师就能创造出相互支持的治疗关系（怀特，1993）。

福柯不也向你揭示了所谓"专家"知识的历史和文化局限性吗？不过对此你应该并不惊讶吧？在我印象中，你在20世纪70年代至80年代在精神医疗机构工作时就已经对他们的做法有所质疑了，因此福柯肯定了你的怀疑，并给了你勇气去坚持自己的想法。

福柯的思想高度是否让你有了更大的把握去摆脱社会规范标准对"人类灵魂的

统治"［尼古拉斯·罗斯（Nikolas Rose，1993）所形容的］，即不再通过与社会规范标准做比较来进行自我检查、自我质疑、自我监督和忏悔？我之所以这么问，是因为你似乎总是寄予厚望地鼓励我们去打破理所当然的做法，去进行"另类思考"，并努力揭露和拒绝那些出于政治、社会和机构利益而被"制造"出来的欲望。

正是在这种重构的社会想象的背景下，麦克，我一次又一次地看到一度灰心丧气的来访者通过和你对话找回了勇气。他们重获生机，对自己和未来充满希冀。我认为最棒的是，他们常常觉得自己珍贵无比，是"值得被尊重"的人［林德曼·尼尔森（Lindemann Nelson，2001）］，值得被自己和被你所尊重[9]。

与此同时，通过将来访者求助的问题定位在文化背景中，并锁定建构问题的两个大本营：DSM诊断标准和制药工业，你给来访者的问题带来了大麻烦。你"把玩"来访者求助的问题，从不被问题所欺；通过指出问题不像它的其他支持者试图灌输的那样无须文化的分析，你把问题从安乐窝里打翻在地。

约翰·麦克劳德（John McLeod），这位叙事学者恰如其分地将叙事疗法视为"后心理学的"实践，或者更准确地说是一种"文化工作"：

> 因此从这个角度来看，叙事疗法可以被视为一种"后心理学的"实践（麦克劳德，2004），或者被视为各式各样的"文化工作"（麦克劳德，2005），而非仅仅是某种心理学或者医学实践。尽管叙事疗法保留了一些"心理疗法"的基本元素，比如谈论问题、与治疗师对话等，但它从总体上绕开了心理化的解释和干预，转而致力于通过影响来访者谈论问题的方式以及他们参与社会生活的方式来提供帮助（麦克劳德，2006；另见麦克劳德，2004，2005）。

■ 对翻译的反思和对文学的探索

麦克，我又要转换一下话题了，不过我的本意是想告诉你最近我感兴趣的是双语交流［索默（Sommer，2003，2004）］和翻译所带来的政治影响（参阅艾普斯顿，2010；波兰科和艾普斯顿，2009）。记得每当谈到我们的书会被翻译成外语时，我们都不由地赞叹翻译的神奇，但我们会很快冷静下来，开始担心知识输出的后果。叙事疗法会不会变成另一个国际性的大牌？叙事疗法的实践能不能成功融入其他国家的文化、政治和物质环境？如果是的话，这种"跨国界"的传播是否会导致变异甚至变形（transmogrification）？顺便说一下，所谓变形是指魔术般的出乎意料的变化。如此一来，翻译所造成的变异是否也可以作为叙事疗法自我更新的方式之一？

　　这些疑问令我们和玛塞拉·波兰科（Marcela Polanco）合作，当时她正把《叙事疗法实践地图》翻译成哥伦比亚的西班牙语。她决定将你的作品"异国化"，而不是"本土化"。在翻译过程中，她一直觉得你的文字在某些方面与哥伦比亚的文学传统相当类似，包括魔幻现实主义。

　　试看马塞拉对翻译我俩作品的评论：

　　我发现了一种诗意的共鸣。那不是一种描述曾经的生活体验的语言，而是一种让生活体验宛若重生的语言。词汇好像被赋予了生命：生活不在别处，不在过去，就流淌在字里行间。当我翻译一个故事的时候，好像就活在故事里。尽管时间观念告诉我这个正在被讲述的故事发生在过去，但这与我的感受无关（马塞拉·波兰科，私人通信，2010 年 5 月 15 日）。

　　那么，让我们拿这段话来对比一下我们在 1985 年发表的第一部作品："这些问题的特征是……从本地语言中汲取充满画面感的词汇，但在它们的日常用法基础上有所变化……要重构时间的观念，摆脱钟表式线性时间的束缚，就要经常改变时态（艾普斯顿和怀特，1985）。"

　　你瞧，难道不值得思考一下你的叙事"风格"与魔幻现实主义之间的联系，以及你对民族心理学（怀特，2001）的看法与对"智慧"的看法之间的联系吗[10]？你有没有兴趣和我一起读一本书，叫作《日常生活中的魔法：魔幻现实主义与叙事的再魔幻化》（*Ordinary Enchantments: Magical Realism and the Remystification of Narrative*）[法里斯（Faris，2004）]？"日常生活中的魔法"这个说法不是很契合你所描述的来访者体验吗？这些有关魔幻现实主义的思考让我开始阅读一些南美作家的作品，包括伟大的乌拉圭作家爱德华多·加莱亚诺（Eduardo Galeano，1992）。

他老让我想起你。因此，当我们想念你的时候，就可以去读他写的故事。我觉得加莱亚诺解决了你我心中一大难题。请读下去。

你记不记得在工作坊上有些学生指责你没有同情心，根本无视你在咨询访谈中明显感同身受的痛苦表现，这让你很困惑？记得你总是尽量避免使用"去感觉"这个动词，因为长期以来它都被认为属于个人主义的表达方式 [参阅泰勒（Taylor，2007）]，你会代之以"表达""触动"之类的名词和"去体验"之类的动词。我们来看加莱亚诺在他的"心灵与头脑结合的颂歌"中是怎么解释的：

如果不是为了连缀支离破碎的生命片段，人为什么要写作？自打我们进入学校或教堂之后，教育就开始把我们切成碎片：它教我们将灵魂与身体分离，让心灵和头脑分开。哥伦比亚沿海的渔民们一定是伦理和道德的饱学之士，因为他们发明了一个词叫作"感之想"（sentipensante），即同时进行感受与思考，并用这个词来界定表达真理的语言（1992）。

我们应该循着这个方向继续探索，你觉得呢？

■ 即兴背后的故事

麦克，你从来都不把自己的天才当回事，但是我想谈谈你即兴创作的天赋。2005年你在心理治疗演讲大会上和萨尔瓦多·米纽秦（Salvador Minuchin）有过一次才华横溢、彬彬有礼的对话。米纽秦很礼貌地坚持说你的治疗实践比你所提出的概念要丰富得多。你基本同意他的说法，你把治疗实践比喻为爵士乐的即兴演奏，但强调即兴是出自乐手的台下十年功。你坚信台下十年功才是最主要的。你觉得我们是不是应该认真看待你的这个隐喻呢？如果你同意的话，我们是不是应该考虑研究某种教学法来教人如何即兴，当然前提是他掌握了台下十年功？为什么我们不一起读一下苏德诺（Sudnow，2001）的书：《手的演绎：一个重新写过的故事》（Ways of the Hand: A Rewritten Account）？在这本自传里，苏德诺精心描述了他是如何成为一个爵士乐手的。还有，我们为什么不去与我们从事叙事疗法和爵士乐的朋友们一块儿聊聊呢？

《叙事疗法实践地图》没有提到即兴，但我完全同意你的观点：每个人都得先学会怎么演奏，然后才可能即兴表演。毕竟，我一向觉得你是在一个精心架构的意向性框架内进行即兴表演的。《叙事疗法实践地图》向我们提供了各种各样很棒的意向性框架。如果读者没有把本书作为《叙事疗法实践地图》的姊妹篇一起阅读的话，你会不会担心《叙事疗法实践地图》变成叙事疗法的操作规范"红宝书"，从而让体现叙事疗法精髓的多样性渐渐消失？

■ 让叙事疗法跟上时代步伐

麦克，好消息！史蒂芬·麦迪根的书随时会出版，我知道你肯定会为此高兴（麦迪根，待印）。史蒂芬对你的贡献，如同博斯韦尔（Boswell）为约翰逊（Dr. Johnson）博士写传记那样重要 [译者注：塞缪尔·约翰逊（1709 年 9 月 7 日—1784 年 12 月 3 日），常被称为约翰逊博士，英国历史上最有名的文人之一，集文评家、诗人、散文家、传记家于一身，前半生名不见经传，但他花了 9 年时间独力编出的《约翰逊字典》，为他赢得了文名及"博士"的头衔，博斯韦尔后来为他写的传记《约翰逊传》记录了他后半生的言行，使他成为家喻户晓的人物]。史蒂芬也有一个宝库，珍藏着你和他 20 世纪 90 年代初期以来的对话录音。在史蒂芬这本书的前几章，他介绍了叙事疗法理念的历史背景，即叙事疗法的智慧源头。在你身后出版的题为《保持信念》（Keeping the Faith）的访谈中，你也提到了叙事疗法的来龙去脉 [杜瓦尔和杨（Duvall & Young, 2009）]，我很欣慰地看到这段历史被记录了下来。回想那些年，那个百家争鸣的知性年代，我们还真读了不少社会科学方面的书。

麦克，我真的有点担心叙事疗法会有从理论上落后于时代的危险。为什么这么说呢？诚然，从第二次世界大战结束到 20 世纪 80 年代，福柯肯定是最具有远见卓识的社会评论家了。可是在过去的 30 年里，世界已经改变了太多，不是吗？

托尼·朱迪特（Tony Judt）写道：

我们今天的生活方式在某些方面错得离谱。在过去的 30 年里，我们都在追求物质上的自我满足，事实上，物质追求俨然成了人类唯一共享的人生意义了。我们只关注消费的价格，却压根不理会什么价值观。我们不再质疑某些司法判例或者立法法案：这样对吗？这样公平吗？这样合乎正义吗？这会让社会或者世界变得更美好吗？这些质疑在过去属于政治问题，尽管回答起来并不让人轻松。如今，我们必须学会重新提出这样的质疑（2010a；另参阅朱迪特，2010b）。

你不觉得我们这些叙事疗法的从业人员需要经常研读人类学、文化研究、社会学、女性主义等领域的最新研究，才能够和我们生活的时代接上轨吗？这些一向都是叙事疗法的新鲜血液。20 世纪 80 年代，我这只到处啄食思想种子的没头没脑的麻雀，能有你这只在思想世界里深挖隧道的鼹鼠相伴是多么的有趣。你这只鼹鼠总能挖掘出属于自己的思想隧道，并在多年后形成一家之言。同样，你也不断地将自己治疗实践与这些理念结合在一起，直到你的治疗也自成一体。我依然记得当年站在奥克兰大学的图书馆里阅读凯文·穆雷（Kevin Murray）的论文——《人生即小说》（*Life is Fiction*）时所感受到的耳目一新，于是我不可避免地循着论文的参考文献去进一步阅读了布鲁纳等人的著作（穆雷，1985；另参阅艾普斯顿，怀特和穆雷，1992/1998）。

我希望能给你带来好消息。但现在说还为时过早。学术需要时间的沉淀。不过我发现了一本书，其中一章的题目是《故事与人生：序曲》（*Stories Told and Lives Lived*），作者是齐格蒙特·鲍曼（Zygmunt Bauman，2001）。尽管我已经一把年纪了，读这章的时候，还像 1985 年读到穆雷的文章那么激动。我这段时间一直在读鲍曼（2000）、森尼特（Sennett，2000）、乌尔里希·贝克（Ulrich Beck，1992）的作品，最近还读了吉登斯（Giddens，1992）的作品，以及他的"生活的政治"。这些学者试图从理论和生活的角度来捕捉新资本主义以及伴随而来的全球化的影响。目前还不清楚这些阅读最终会把我带向何方，但是至少它能确保叙事疗法不会重蹈其他疗法的命运，这些疗法诞生于特定的地方，适合于当时的时代特征，但从此故步自封。对我而言，目睹一个治疗流派逐渐变得与时代脱节是莫大的悲哀。最棒的事情是，昨天我有了一个神奇的体验：我发现约翰·麦克劳德书的一章（2004）写道："叙事疗法创造了一种途径，能让我们将鲍曼（2004）和吉登斯（1991）等社会学家对社会问题的分析有效地运用在治疗空间里。"

可他是从何得知这一切的呢？让我引用鲍曼的一段话来吊你的胃口：

不管有意还是无意，我们每个人都在不断地述说着；只有通过述说，人类的体验才能转化成故事。没有一个时刻会比述说"整个人生"的故事风险更大了。风险在于，通过诉诸无法抗拒的"个人化"，述说者得以逃避（可能，但不一定）本应肩负的重大人生责任——这些人生责任本该由他个人单独承担。在我们这个"由孤立的个人所组成的社会"里，人生所遭遇一切的困境都被宣告为由当事人倒霉的失败所导致。任何人无论在人生中遇到好事或坏事，也都只能感谢或责怪他自己。述说"整个人生的故事"的方式，将这种假设提升到了宇宙公理的高度（2001）。

好吧，麦克，我答应只写 5000 字的，我想可能已经有点超了吧。还记得你留给我的那瓶格兰菲迪单麦芽威士忌吗？信不信由你，现在瓶中的酒刚好剩下两杯，一杯算敬你，一杯给我自己。不过我还是祈愿你能现身，自己喝完你的那一杯。

大卫·艾普斯顿

1　参阅之前发表的相关作品，可参考艾普斯顿（Epston），1991/1998。

2　第八届国际叙事疗法与社区工作大会，挪威，克里斯蒂安桑，2007 年 6 月 20 日至 6 月 22 日。

3　"在此我想用'社会想象'这个词，而不是用'社会理论'这个词，因为两者有重大区别……我用'想象'这个词是：①因为我想探讨普通人是如何'想象'他们所处的社会环境的，普通人往往不会用理论术语来表达，而是通过意象、故事和传说等来表达。②何况通常理论只是社会上少数人的专利，而社会想象的有趣之处在于它即便不是全社会，至少也是大多数人所共享的。这就导致了第三个区别。③社会想象是大多数人的共同理解并指导了人们的普遍做法，因此拥有公认的合法性。"（泰勒，2007）。

4　首次出版：怀特，1984；再次印刷：怀特，1989b。

5　对比麦克提出的"对经验的体验"问题，1989c。

6　这是麦克在 1981 年阿德莱德第二届澳大利亚家庭治疗大会上主持的一个工作坊；参阅怀特，1989a。

7　关于家庭治疗领域的时代精神的描述，我所阅读过的最好的文献是弗兰克尔（Fraenkel，2005）。

8　"单纯接受而无须更多地回馈就是承认低人一等，甘愿成为对方的个案和附属……从对方那里接受一些东西等于接受对方一部分的精神特质。保留这些施予物是危险的，一方面因为这么做有违做人的道理，另一方面还因为从道德、生理和精神的角度来看，这些施予物仍来自施予者这个人。这些施与物不是僵死不变的，而是生气勃勃的，活像一个人，总想努力拿回一些相对应的回赠物来回馈自己的部落和故土，以取代自己的原有位置 [莫斯（Mauss），1954]。"

9　在 2010 年 5 月 1 日的一封私人信件中，希尔德·尼尔森（Hilde Nelson）写道："说一个人值得尊重，是说他拥有最高的生命价值。他的生命价值并不在于可以被利用去帮助别人达到目的或者满足欲望，而仅仅在于他是一个人，正过着自己的生活。人本身就是重要的，人本身就拥有尊严，所以我们理当尊敬他们。"

10　马塞拉·波兰科（Marcela Polanco）写道："sabiduria 这个词翻译成英文是'智慧'（wisdom）或者'知识广博'（knowledgeablity）的意思。Sabiduria 被理解为人们通过实践经验所形成的美德（这就是为什么长者往往被奉为智者的原因）以及通过基于别人的建议或者示范而形成的美德。因此 Sabiduria 这个词意味着一种道德感，即智者依据公正的理念来做决定。然而 sabiduria 的词源却与拥有对于某件事物的知识无关，而是指品味、品尝与享受某件事物。从词源的意义来看，sabiduria 在英语中也可以翻译成'knowledge savouring'（品味知识）（马塞拉·波兰科，2010 年的私人信件）。"

第一部分

叙事疗法的理念，原则和概念

General Therapeutic Considerations

第一章
叙事疗法探索的是整个世界

识破和拒绝现代权力下的自我监管

多年来，我在探索治疗实践时想实现的众多目标中有两项和我所运用的叙事隐喻尤为相关。其一是：将治疗师的声音"去中心化"，我认为这是发展治疗实践的重中之重。只有将治疗师"去中心化"，才能将来访者的生命知识和生活技巧带到治疗对话的中心。这些生命知识和生活技巧在治疗的初期往往隐而不现，难以察觉。我探索的治疗实践的目的之一就是要帮助来访者更丰厚地描述他们生命历程中形成的知识和技能，并充分意识到这些知识和技能对于他们的人生以及对于他们所求助问题的重大意义。

其二是：我所坚定不移的非规范化治疗实践，这也和叙事隐喻密切相关。非规范化治疗实践指的是，我们的治疗实践不会不加质疑、自动自觉地强化和复制主流文化所倡导的生活方式——即那些被主流文化标签为"真实的""妥当的""健康的"生活方式。我坚信叙事隐喻为实现这个目标提供了肥沃的土壤，而且对此的追求应该是永无止境的。

在我运用叙事隐喻的这些年里，无论是在文字书稿中，还是在大会演讲时，我都一直刻意强调：我的探索源自一种注重跨领域研究的思想传统——其中涵盖从文化人类学到文学理论，从民俗方法学到文化论述研究（discursive studies）等多个领域。至于说在心理治疗领域中运用叙事隐喻，我并非独行者：精神分析治疗师们用它来重新诠释精神分析，心理学家们用它来发展后结构主义心理学，一些思想家们则将其应用到家庭治疗的广阔领域之中。

话虽如此，对生活事件进行叙事分析并非上述学科领域的专利。普通人也习惯于对日常生活进行一番前因后果式的叙事分析，从中找寻生活的意义。可以说，叙事是人们所从事的主要文化方式之一。尤其当人们在生活中遇到困扰和不安，并试图努力去理解和接受这些逆境时，他们对于叙事分析的运用更为明显。当然最典型的例子莫过于当人们向家人、朋友、熟人圈子倾诉或者求助的时候，或者向咨询师、治疗师寻求心理治疗的时候。

例如，当来访者来寻求心理治疗时，他们会告诉治疗师最近或更久以前，他或她的生活中发生了什么事情，这些事情代表着他们或者亲朋好友的哪类人生境遇。在诉说这些人生故事的时候，他们会赋予这些故事以各种主题，而他们所提炼的主题无外乎是悲剧、丧失、挫折、失败和无望。来访者说完了对人生故事的主题性解读后，往往还会反思自己或者他人，而他们反思的结果又无外乎是各种负面的结论："我们就知道他要毁了这个家"（诉诸动机）；"这说明我真没用啊"（诉诸个性）；"你看我有多可怜"（诉诸特质）；"这证明我是有多黏人"（诉诸缺陷）……通过诉说和解读生活事件，赋予其主题，并形成自我身份认同，来访者们说出了一个个充满问题的人生故事，并认为这就是他们生命的主流故事。

许多尽管不是全部的叙事治疗实践都会让治疗师有机会加入来访者，来共同"拆解"（unpacking）来访者人生中某些充满问题的主流故事。这种拆解工作有助于解构人们通过这些故事所建构的负面的自我身份认同，并让来访者看到自我身份认同的其他可能性，从而形成全新的行动方案。叙事治疗实践也让治疗师有机会加入来访者，针对主流故事所忽略的生活事件进行叙事分析——人们常常对这些生活事件视若无睹，对于它们的潜在意义更是毫无意识。在叙事文献中，这类叙事分析工作通常被称为"改写"（reauthoring）的对话过程。在改写的对话过程中，治疗师会邀请来访者重新给某些被自己忽略的生活事件赋予意义，然后他们会鼓励来访者根据某些替代性的主题或可以称之为"相反的情节"（counter-plots）来将这些被忽略的生活事件与其生命历程中的其他生活事件串联起来。接着，治疗师会邀请来访者去反思这些由替代性的主题或相反的情节所共同串起的生命事件，好让他们产生全新的领悟，从而推翻主流故事的负面自我身份认同，形成与之相反的自我身份认同。

对于叙事对话是如何引发来访者身上的转变的，人们有着不同的理解。例如，有人认为叙事对话让人们看到生命故事可以有很多个版本，并意识到自己拥有很多的资源，这样一来，他们更容易找到全新的生命意义，形成全新的行动方案。也有人认为叙事对话所形成全新的自我身份认同能够真正地融入人们的生活，并让他们得以选择用全新的方式来应对生活事件。还有人认为叙事治疗中改写的对话过程具有建构或重塑人生的效果。这些理解都指向同一个事实：通过叙事对话，人们重新演出了自己的人生，并发生了显著的转变。这种转变体现在：人们通过这种重新演出的过程，已经不再是咨询之初的那个人了。

虽然我一直推崇叙事隐喻，并认为叙事元素会继续影响我的临床实践，但是叙事隐喻无法涵盖我在探索时的全部思考。例如，叙事隐喻无法让我们去通盘考虑林林总总的文化制度和习俗，虽然这些文化制度和习俗可能与特定的叙事有关，但我们无法简单化地用叙事来分析它们，也无法仅仅通过叙事来解释这些制度和习俗。

为了涵盖这些文化制度和习俗，我一直努力考察人们生活形形色色的背景，并尝试理解这些背景如何具体地塑造了他们的生活。例如我会关注他们的家庭背景（是否涉及原生家庭、再生家庭、自己选择的家庭，或是被迫接受的家庭）、他们的社会组织（包括学校和工作场所）、他们的物质条件与社会状况（包括经济劣势和社会分工的不平等）、他们在当地文化中的权力关系（包括性别、种族、阶级和异性恋霸权的权力关系），以及塑造了他们的"文化论述"的各种构成元素（包括当代文化中对人生与自我身份认同的理解，人们思考和谈论人生与自我身份认同的习惯方式，与此相关的自我身份认同和生活的微观操作，以及规定什么是知识、谁可以谈论知识、在什么情况下可以谈论知识的各种规则）。

尽管我在写作和教学时一直强调，生活也好，治疗也罢，对背景的考察至关重要，但我还是常常听到或读到别人在阐述我的观点时，大大忽略了背景的重要性。讽刺的是，这些断章取义的说法都自诩为叙事疗法。例如，有人断言：我认为"人生只不过是一个文本"，我把"现实简化为语言"，将"叙事和文化论述混为一谈"从而削减了文化论述的重要性，我是个提倡"什么都可以的道德相对主义者"，还是个"反现实主义者"，我喜欢"从个人意义的框架来看待问题"，犯下了"复制当代西方文化中的个人主义和孤立主义"的毛病，诸如此类。

我相信，人们之所以会形成这些以偏概全的看法，是因为他们误以为叙事治疗实践的具体内容代表了"叙事疗法"的全部思考和探索。为了避免以谬传谬的风险，也许我们应该弃用"叙事疗法"一词，代之以更确切的说法来强调我们的治疗实践要关注人们生活背景的复杂性。不过对我来说，叙事隐喻仍然是非常重要的，因为只有通过故事，人们才能和他所处的文化相连接。人们关于人生和自我身份认同的故事不是凭空得出的，也不是脱离各种文化论述的孤立现象。恰恰相反，这些故事是由各种文化论述所塑造的，并充当了文化论述的载体。在写作时和教学场合中，每当我谈到我的治疗实践时，都不免强调：叙事是文化的载体。

我们在对人生和自我身份认同的故事进行拆解的治疗对话过程就体现了"叙事是文化的载体"这一理念。拆解工作不仅有助于解构与故事相关的负面身份认同，而且能让来访者识别出故事所承载的生活方式和思维模式，看清自己在历史与文化背景中的存在方式，并反思故事所承载的文化背景。这样一来，我们的治疗实践就将整个世界的广大背景带入了治疗之中，之所以这么说是因为它向人们揭示出许多对于人生和生存方式习以为常、不容置疑的理解只不过是特定文化和历史的产物。因此这些理解不再是人生确定无误的答案，也绝非人性和自我身份认同的普世真理。

我们统称"改写的对话"的叙事分析也集中体现了"叙事是文化的载体"的理念。在改写的对话过程中，人们不可能凭空改写出自己的人生和自我身份认同的替代性故事。即便在治疗情境中，人们所得出的人生和自我身份认同的替代性故事仍充斥着各种文化论述，承载着历史与文化所塑造的存在和思考方式。有鉴于此，改写的对话不仅仅是为了发掘人们生活中的替代性故事，它还提供机会让人们积极参与，用丰富的语言来描述这些替代性故事体现的生活技能和人生知识。叙事疗法通常假定，是独特的结果或例外开启了通往替代性故事的大门或入口。叙事疗法也同样假定，这些替代性故事本身也是入口，让人们得以探索在文化和历史背景中所形成的另类人生知识、生活技能或方法。这样一来，非但解构对话的过程能将世界带入治疗，改写对话的过程也是如此。

为了强调"叙事是文化载体"的理念，也为了优先关注拆解工作的重要性，我们要在治疗对话中讨论人生与自我身份认同的故事所体现的人生知识和生活技巧或方法。这种讨论能让人们更好地体会知识和权力的密切关系。知识和权力的密切关系是现代权力体系的注册商标，也是当代西方文化实施社会控制的主要机制。说到知识与权力的密切关系，我无意针对"知识就是权力"这个说法老调重弹，而是想对知识和权力互为倚重的关系做一番福柯式的思考。这种关系体现在：一方面，在过去 300 年的历史中，人文科学的各个专业领域在不断创造着关于人生和自我身份认同的知识；另一方面，权力的运作也在不断创造条件，让人们可以运用上述知识来建构当代的自我身份认同。正是通过这种知识和身份认同的生产过程，现代生活的社会规范标准被建构了出来。与此同时，权力的运作提供了现代生活的规训技术，驱使人们去不断复制这些社会规范标准。真理的产生与权力的运作就这样相辅相成，不断对人们的生活进行着规范化评判。对现代权力体系和规范化评判的运作机制的分析，对于我们的治疗实践相当重要，这充分体现在下面的 3 个案例中。

■ 黛安的脏话清单

黛安的父母，乔和爱伦，带着她来见我。当时他们对女儿糟糕的生活状态几乎绝望。他们告诉我，在过去的 18 个月里，黛安不得不好几次住院治疗，有几次是因为她毫无征兆地企图自杀，另外几次则是父母太过担心她的生命安全。住院时，黛安接受了抗抑郁症治疗。乔和爱伦还告诉我，让他俩揪心的是，尽管黛安配合服药，却丝毫不见起色，显然医院对此也毫无办法。这让乔和爱伦一筹莫展，爱莫能助。他们说，就算一再住院吃药，黛安仍然显得非常退缩、毫无表情、漠不关心，大部分时候都处在"无线电静默"状态。这让他们的担忧与日俱增，于是想试试看还有没有什么其他的办法。说到这儿，爱伦开始抹眼泪，乔则忙着安慰她，黛安却好像根本没有注意到这一幕——她的魂不知飞到哪里去了。

我开始试着问黛安一些问题，问她是否认同父母对她的忧虑，如果是，她觉得他们到底在担心什么呢。然而她的回话只有只字片语，跟没说一样，不过换个角度看，倒是能看出不少端倪。她的措辞既敷衍了事又小心翼翼，而且在咨询的开始阶段，她的表情也一直很呆滞。我感觉黛安在回答时，一直在刻意扣押信息，保持距离。显然在和黛安建立关系这件事上，我做得真不怎么样。

于是，我决定不如直面困境好了，干脆请教乔和爱伦能不能帮助我。可他们也无计可施。何况我和黛安互动所遇到的这点困难，跟他们拿女儿没有任何办法的长期苦恼相比，简直是沧海一粟。看来，黛安不信任任何试图与她沟通的人（这时候，我真不知道该怎么把咨询做下去。我总该说些什么吧，最好我一张嘴，聪明的点子就能脱口而出，但我实在是黔驴技穷了。当时真恨不得有另一位治疗师出现在诊疗室里给我支招）。

我再一次转向黛安，她飞快地躲开我的目光。我突然来了灵感，真弄不懂自己怎么会这么久才想到。我跟黛安说，我猜有些东西一直在让她走神，不让她和我们一起讨论她的生活状况（我想说我做这种推测真的很在行，领悟力强，但这也算不上什么深入的观察和思考）。我问她，我猜对了吗，她没有任何回应。我说："我猜这些东西还是叫你别信任我，这也合情合理，毕竟我们才认识，你还不怎么了解我。"黛安依然没有丝毫的动静。于是我接着说："而且，我猜你受了不少苦，很难想象别人能轻易了解这一切。"听了我这番猜测，黛安变得更沉寂了，或许她正在轻轻地屏住呼吸。这给了我鼓励，我说："我猜，那些让你不信我的东西甚至叫你不要听我在说什么，甚至不要去试图理解我的话。"黛安的脸上掠过一丝表情。"如果我猜对了，那么我想告诉你，这种策略我早就习以为常了。"我感觉黛安至少有了些许的参与感。于是，我问了她下一个问题："那些叫你不信任我的东西是不是还一直在咒骂我？"黛安流露出惊讶的表情。"你知道吗？这事经常发生在我身上，我都习惯了。"黛安再次飞快地躲开了我的视线，这鼓励我继续说下去。"真的，不骗你。"我说，"你知道吗，为了阻止人们告诉我到底发生了什么事，这些东西会用各种难听的话来伺候我，你肯定想象不到这些脏话可以骂多长时间，翻多少花样。我想它们是出于嫉妒，或者类似情绪吧。无论如何，我向你保证，我真的很习惯了，你千万别感到难为情。"

我瞥了一眼爱伦和乔，发现他们有点跟不上我在说什么，但他们觉察到了黛安的反应，因此很感兴趣。我转头对黛安说："你信不信我喜欢收集别人骂我的脏话，还列了一堆清单呢。你瞧，有人喜欢收集邮票，我么，就爱收集别人骂我的脏话。我觉得这跟集邮也差不多，因为每句脏话都好像盖在我的脑门上。"黛安咧嘴笑了起来。于是我说："我想把最近收藏的脏话清单读给你听。在我读的时候，能拜托你仔细听吗？因为我希望你告诉我你脑袋里听过的脏话有哪些是清单里没有的，我好加进去。"黛安又咧嘴笑了。我说："我会很感激你所提供的任何脏话的，放心吧，骂得越狠越好。"我开始念我的清单。黛安说大部分脏话她都耳熟能详，并得意地告诉我有两个新词可以加到清单里去。我说，这两个词真是骂得够狠够绝的，不过感觉仍然有进步的空间。无论如何，我很高兴能丰富我的收藏。此刻，房间里的每个人似乎都松了一口气。

这段插曲成了我们对话的转折点。黛安开始倾诉并透露说，有些强势和喧嚣的想法统治了她的大脑，她根本无力抗拒它们。这些想法总是武断地解读他人的动机，让她不知道还能信任谁。与此同时，这些想法对于她任何的言谈举止都给予负面的评价，并勒令她不断拿自己行为想法去和她心目中"真正"的人的模范言行做比较。这个"真正"的人既稳重得体，又有影响力——非常能干、自信和独立。鉴于长期的负面自我评价，黛安不得不一再努力，想要成为一个真正的人。但她根本做不到。最让她害怕的是，好像无论她做什么，都不可能够得上真正的人的标准。这让她觉得恐怕自己这辈子都会是一个充满不足、彻底失败的人。

随着对话的进行，我找了更多机会去详细地询问黛安，探讨这些强势而喧嚣的想法是如何具体运作的。我提出了一系列的问题来鼓励她做以下的思考。

（1）这些想法的运行机制是什么（例如，我们谈到了这些想法运用了哪些权力与控制的策略，如何操纵她内心的负面自我评价）。

（2）这些想法的运行机制背后的动机和期望是什么（例如，我们聊了哪些规定她必须品行端正、恪守既定人生安排的要求）。

（3）为了更精确地描述这些想法到底是什么，我们还应该关注哪些方面（例如，我们谈到了对于黛安的人生，这些想法想达到什么目的；对于黛安的未来，这些想法想实现什么梦想；对于黛安想拥有自己人生的不懈努力，这些想法通常表达的态度是什么；对她当下的行为，这些想法投入了多大的干预力量；而对于我们的咨询会谈，这些想法又有什么样的小算盘)。

通过我们的对话和探索，我们终于拆解了或者解构了黛安脑中原先压倒一切的强大想法。这些想法的性质被剖析得一清二楚。曾经隐而不见的真相浮出了水面。过去黛安所体验到的人生的全部，现在成了有着限制和边界的人生局部。曾经一度占据黛安生命体验全部话语权的想法，其本质也变得昭然若揭。

我们还探讨并发现了黛安人生的例外情况，即她在哪些方面能够摆脱这些强大想法的影响。在行为方面，我们发现黛安对自己的某些行为并没有进行自动的负面评价，也没有和理想自我做比较。在表现方面，我们认为黛安的某些表现并没有受制于强大想法背后的动机和期望的影响。在想法方面，我们也同意，黛安的某些想法并没有复制那些强大的想法所规定的人生目的、梦想和态度，而是独立地得出完全不同的人生目标、梦想和态度。

这时，我们的治疗对话就有了诸多选择。我们可以选择讨论：当黛安拒绝服从权力的运作，不去自我评价和与理想自我比较时，她是怎么做的。

- 她的拒绝体现了什么样的生命知识和生活技能。
- 她的拒绝彰显了什么样的看待自己和世界的全新角度。
- 她用什么方式来拒绝与理想自我的比较。
- 她用什么方式来拒绝复制所谓"稳重自持"的人的标准，即沉着、能干、自信与真实。

当然，我们也可以选择讨论：她对权力运作的拒绝体现了什么样替代性的人生目标、梦想、期望和态度，接着我们便可以对它们进行追根溯源，还原历史，用更丰富的语言来描述它们，并将它们和黛安生命中其他重要人物的人生目标、梦想、希望和态度连结起来。爱伦和乔为这场对话做出了巨大贡献。例如，乔在回忆自己寻求人生的替代性目标、梦想、希望和态度的个人历史时，想起他的阿姨。乔对阿姨的人生经历一直很着迷，因为乔的阿姨顶着传统世俗生活的重重压力，依然选择了特立独行的人生。接下来，我们根据上述对话选择以及其他的选择开展一番番的对话，最后黛安的人生终于出现了转机。

■ 詹妮和波琳的过失清单

詹妮和波琳是一起来见我的。首先，波琳聊了些背景信息，好让我明白她们的来意以及打算谈什么话题。波琳讲了她和詹妮之间持续了7年之久的恋爱关系。这时詹妮也加入了对话，谈了这段关系对她俩的意义。听完，我问了一些深入了解的问题：她俩的关系有什么独特之处，这段关系对她俩的生活、自我认识和自我身份认同有什么影响。

我知道是波琳来和我约的，当然詹妮也赞成。波琳告诉我，虽然这段关系让她俩的生活更为丰富多彩，但也让她长期忧心忡忡：詹妮会为各种事情而苛责自己，常常陷入绝望，难以自拔，这让她俩都感到无可奈何。詹妮认可她的说法，并补充说波琳真的很棒，每次都会尽力支持她，让她感觉好一点。然而詹妮最近一次的情绪发作却让波琳产生了比以往更强烈的挫败感，她真的感到有心无力了。于是波琳建议和詹妮一起来见我，看看我能想出什么办法帮到她们。詹妮也觉得这是个好主意。

我问詹妮能否给她所描述的经验起个名字，她说叫它"自我怀疑"比较合适。于是我们以这个命名为开端来进一步探索"自我怀疑"的一些具体细节。我们发现，自我怀疑迫使詹妮对自己过于严苛，蚕食了她的自信，夺走了她的幸福感，还妨碍了她与波琳以及重要他人之间的关系。

讨论到一半时，我借机请教波琳和詹妮是什么情境造成了"自我怀疑"："想想'自我怀疑'有什么本质特征，你们是否感觉到某些势力与自我怀疑形成了攻守同盟，这些势力不但形成了自我怀疑，还不断地给它煽风点火？"在回答此类问题时，詹妮和波琳都提到了性别身份认同和同性恋恐惧现象，异性恋霸权的体制和权力关系。詹妮还说到她在原生家庭中的一些成长经历。

但在反思与自我怀疑结盟的社会势力时，詹妮和波琳都告诉我：尽管这类反思能在整体上更好地帮她们处理她俩的女同性恋伴侣关系，她们也心知肚明这些势力如何在生活中大行其道，然而她们却隐约觉得问题不是出在这里——不是恐同现象的问题，不是异性恋霸权的权力关系的问题，也不是识别和处理家庭动力系统的问题（顺便说一下，家庭动力系统的话题她们每次都会过一遍，已经谈得疲惫不堪了）。波琳和詹妮告诉我，她们很想趁着这次会谈发掘一些从未触及的话题，是时候去超越过去的视角了。她们还花了些功夫向我保证，她们对恐同现象和异性恋霸权已经储备了足够的解毒剂。例如，她们参与发起了一个强大而友爱的女性社团，女性团友们以各种方式互相支持，携手应对社会势力对她们各自生活的影响。

作为对她俩提议的回应，我问詹妮和波琳，能不能就"'自我怀疑'如何影响詹妮的生活以及她俩的关系"再多问几个问题。她们觉得可以，于是我问道：

- "'自我怀疑'说你是个什么样的人？"
- "'自我怀疑'如何影响你看待自己的方式？"
- "'自我怀疑'对你的生命和人际关系造成的主要影响是什么？"
- "你能否具体告诉我，'自我怀疑'是怎样影响你的日常生活的？"

于是她们告诉我自我怀疑老是向詹妮灌输一种想法：她是一个有着各种不足之处的人，她"这也不够好""那也不够好"（比如，不够有个性、不够有特点等。总之她处在正常标准的连续性量尺和人生表现优劣对照表中较差的位置上，是个过度纠缠依赖、界限过于模糊的人——她不过是个赝品，配不上成为一个真正的人）。简而言之，在詹妮的口中，她的人生早就被一大堆过失和疏漏毁得千疮百孔了。这类负面结论让詹妮愈加努力地想成为一个能干和稳重的人，好让自己的位置提升到正常标准的连续性量尺上较好的那一段，最终成为一个真正的人，即所谓的找到真我，求得圆满。詹妮说自己为此真的下了一番"苦工"。听完詹妮细说她的苦工后，我觉得用"苦工"来形容实在是我这10年里听过的最谦虚的说法了。

现在，我手头有了一份过失清单，详细列举了詹妮曾狠狠数落过自己的各种错误和疏漏。看完清单，我终于理解她为什么会下如此负面的结论了，也明白了这些负面的自我身份认同是如何破坏她生活的方方面面的，包括她与波琳的伴侣关系。基于这份过失清单，我终于能找出一些例外情况了：詹妮的某些人生表现照理说应该被看作是过失或疏漏的。用更理想化的模范标准来比照的话，詹妮早该苛责自己了，对比完善圆满的人生目标，詹妮理应得出更多的负面身份认同结论才是。事实上，詹妮完全有理由拿这些过失和疏漏来印证自己的看法，即她配不上成为一个真正的人。然而，这一切都没有发生。

"我们能不能聊聊这些例外，这些人生表现照理说不该被当作重大过失和疏漏？"我问她。波琳回答："这真是太宝贵的发现了。"詹妮说："我绝对不想错过！"

"那么，"我说，"面对这些有可能被归为过失和疏漏的情况，你并没有拿它们去和正常标准的量尺或者表现优劣的对照表进行比较？请告诉我你是怎么做到拒绝这种负面身份认同的？如果这些表现不意味着失败的话，那么它们到底意味着什么呢？"

詹妮和波琳对这一系列的追问表现出了极大的热情。她们详详细细地描述和称颂了她们所拥有的生命知识和生活技能，她们曾经有过的不带自我评判的人生体验，以及她们特立独行的人生目标、价值和信念——这一切都与当代西方文化中所谓真正的人的正常性规范所暗含的价值和信念背道而驰。詹妮终于摆脱了自我怀疑。

■ 达米安不该消失的担忧

达米安替一家咨询机构工作。该机构的一位资深治疗师介绍他来见我。达米安刚入职的时候，大家都认为这位年轻的治疗师前途一片光明。然而，大概18个月之后，人们越来越担心他的表现会难孚众望。在同事的眼里，他优柔寡断，缺乏自信，慌里慌张，这种素质是无法胜任治疗师工作的，甚至不能给那些努力工作的志愿者们竖立良好的榜样。那位资深治疗师确信达米安只是发生了一个容易修复的"小故障"，一不当心偏离了轨道，以至于无法带着咨询师应有的自信心和权威感全身心地投入工作。因此只要达米安修正这个"小故障"，应该就能毫无困难地步入正轨了。

在我和达米安做咨询的时候，他认可了人们对他工作表现的评价。但对于为什么会发挥失常，他自己也一头雾水。他回想刚开始咨询工作的时候，的确感觉有点慌张，不过他认为一旦掌握了窍门，工作上手了，这种感觉就会烟消云散。然而事与愿违，慌张感愈演愈烈。最近他发觉有好几次，内心的忧虑让他什么也做不了。这种无能的瘫痪状态让他陷入了严重的困境，根本完不成工作。他背负了沉重的心理负担，千方百计地想走出困境，还做了自信心训练。可惜，这些努力非但不见成效，反而让情况更糟：屡战屡败的经验证实了他的自我怀疑，让他感觉越来越差。

我让达米安描述了工作的具体内容，这让我隐约感到他的慌张和担忧，部分是因为他的内心在质疑咨询机构的一些做法以及机构对他的某些工作要求。因此，我认为我们最好"拆解"一下他的担忧，让他更清楚地看到问题所在。于是，我问达米安，我可不可以提一些问题来进一步理解他的担忧，好搞清楚他的担忧到底涉及哪些方面。我还特意向他说明了这么做的目的：我理解担忧给他带来不少负面的影响，也非常赞同他想摆脱这些负面影响的愿望，但是我认为担忧所涉及的某些方面还没有被讨论过，因此值得做一番探讨。他同意了。于是我问他："请告诉我，假如这份担忧从来就没有发生过，那么当你在和来访者谈话时，会表现得更谦虚还是更不谦虚？"对此，我和达米安进行了详细的讨论，最后他的结论是如果他从来不曾如此担忧过，那么在咨询中他会表现得毫不谦虚，而不是谦虚。我们顺着这个结论来进一步探讨各种可能的后果。达米安有机会谈到自己认同的待人之道，并思考为了实行这种待人之道，他应该坚持做什么才能减轻权力关系对他的潜在伤害。

我们的对话开启了空间，于是，我针对达米安的担忧又多提了一个问题：

"如果我们能彻底消除这种担忧，你会如何看待治疗师的言行对来访者生活的影响呢？"对此，我和达米安进行了一番讨论，他的结论是如果这种担忧彻底消失，他就不可能为咨询中的言行负起责任来。于是，我们讨论了他的伦理观，以及这些伦理观是怎样在他的生命历程中形成的。

接着，我又想到了一个问题："如果治疗可以免于任何担忧，那么谁的知识会成为治疗谈话的中心？你的知识，还是来访者的知识？"达米安脱口而出："那多半会是以我的知识为中心。"他又补充道，对他来说，这完全不是他想要的结果，因为这么做等于贬低了来访者的知识，而在治疗情景中来访者的知识恰恰是至关重要的，必须带入治疗中来。于是我们接着讨论：对某些以咨询为名将来访者边缘化的做法，达米安的立场是什么。

我又想到一些问题，例如，"如果不存在任何的担忧，对于来访者给咨询工作带来贡献以及他们的这些贡献对你自己人生的影响，你将更容易觉察还是更难觉察？"所有这些提问都是为了展开对话来拆解达米安的担忧，从而辨别出他的担忧中哪些方面值得被看重、赞扬和拥护。接下去，我们又探讨了达米安能否采取更公开、更明确的方式表达自己的立场和价值观，包括：他对于治疗权力关系的立场、对于治疗伦理的态度、对于将来访者边缘化做法的挑战，以及他对于某些工作要求的质疑。

在和达米安第三次会谈时，我邀请了该机构的资深治疗师海伦参与对话。在会谈开始阶段，我要求海伦只是充当听众。对话中，达米安用丰富的语言描述了他对于治疗权力关系、治疗伦理以及将来访者边缘化的做法等所持的立场，达米安也认识到他所拥有的一些知识和技能可以帮助他在治疗和工作时更好地表明自己的上述立场。达米安说完之后，我问海伦听到了什么。我对于海伦的访谈，让海伦得以重述（retelling）她所听到的内容——她在重述中强有力地肯定了达米安的立场，并同样用丰富的语言描述了他所拥有的知识和技能。

这次会谈使得达米安担忧的很多内容都得到了充分的重视，并且海伦和达米安开始着手审视他们机构的治疗实践和惯例。

■ 识破和反抗现代权力的运作

这3个故事有什么样的共性呢？我相信黛安、詹妮和波琳以及达米安所遭遇的困境，绝大程度上是现代权力技术所导致的恶果。现代权力技术的运作方式与传统或古典权力结构的运作方式有很大区别。传统或古典的权力结构的运作方式是一整套对人的禁止、压迫、限制和管控机制。现代权力技术则让人们按照社会规范标准来自动自觉地塑造自己的人生和自我身份认同。社会规范标准是随着现代专业学科的发展而逐渐建构出来的。现代权力技术并不会对人们实施禁止和限制，而是诱使人们通过自我管制来建构自己的人生。

现代权力技术包含了两层意思，它既是"专业的"，也是"规训的"（译者注：两者的英文皆为 discipline）。第一层意思是：现代权力的权力关系让人们根据社会规范标准来塑造人生，建构自我身份认同。而社会规范标准是随着现代"专业"学科的发展而逐渐建构出来的。第二层意思是，现代权力的权力关系让人们通过自我"规训"来建构人生。

根据这种对现代权力的解读，现代专业学科包括心理学、社会工作、医学或精神病学都成了发展规训技术的工具。这些专业学科的通常做法就是制定一套到底何谓正常的规范标准。人们则根据这些正常性的规范标准来对自己或者别人的人生进行规范化评判，比如说他们的人生是否符合人生精进、高效人士、找回真我等的社会规范标准。这些被人们拿来衡量人生成败的社会规范标准是被建构出来的，与我们的文化所认定的人性真理息息相关。而所谓的人性真理就是当代社会所偏好的一堆身份认同标签。

我们被鼓动要不断地塑造自己的人生，追寻人性的真理。通过定位自己在所谓的"个人成长"的连续性量尺上，或者个人表现优劣的两栏评估表中的位置，我们要不遗余力地识别和弥补与这些量尺和表格所代表的社会规范标准之间的差距——这样一来，我们才是真正独立自主、与众不同……的人。这些区分健康和病态、正常和异常的连续性量尺，以及区别表现良好还是落后的两栏评估表都是现代权力运作的工具。

试问有几个人能避免拿自己的生活和文化建构的社会规范标准做比较呢，又有几个人从来没有记录过自己在连续性量尺上的定位，或者从来没有把人生表现填入评估表里呢？

在权力关系所营造的氛围里，人们被鼓动去复制当代西方文化所推崇的个人主义。也正是在这种权力关系的环境中，人们被收编去进行自觉自愿的自我管制，去复制社会所推崇的生活方式——即采取一切自我提升、自信自重、自我克制、自我实现、自我完善等的行动，并最终因为成功复制这些主流生活方式而赢得所在社群些许的道德价值肯定。

刚才，我讨论了现代权力的运作方式，并强调了对人生进行规范化评判在其中所扮演的角色。我想再次强调：对人生进行规范化评判是现代权力运作的核心。权力运作与建构人生的知识和身份的认同密切相关。这些人生的知识和身份的认同被赋予了等同于真理的地位。权力运作很有效率，它驱使人们去不断认识和发现所谓的真理，并在他们的日常生活中时时体现对于这些真理的信仰。正是在现代权力的运作体系中，人们的生活变成了知识的客体。

权力运作将生命"碎片化了"。对人生进行规范化评判的主要手段就是将人们生活的方方面面都输入连续性量尺和评估表格中进行评判。对社群而言，这造成了离散效应。社群被拆分成散落在社会规范标准四周的一个个独立的个体。这样一来，规训式的权力技术就制造出了一个又一个孤立的个人。

正因为现代权力体系中权力关系随处可见，对权力运作的反抗也比比皆是。例如，当有人拒绝复制文化所推崇的个人主义时，就是显而易见的反抗。我们往往可以从所谓人生的失败者那里看见这些反抗的迹象：这些失败者被认为既达不到自信沉着、自我克制的要求，又不符合文化对真正的人的描述。而且拒绝权力运作的机会始终存在。举例而言，人们可以不受鼓动，拒绝运用所谓个人成长或者健康正常的连续性量尺来衡量自己的生活，人们也可以中止合作，拒绝用这样或那样的对照评估表格来评判自己人生的成败。如果从这个角度来看待现代权力以及对它的反抗的话，那么人们的错误、失误，生活中令人不安的意外，甚至无法达成社会规定的目的而导致的不幸和失败，都可以构成他们人生的独特结果。

现代权力具有多中心、多据点的特点（而非铁板一块）。因此当我们塑造自己的生活和身份认同时，都免不了被权力系统的运作所裹挟。现代权力无处不在，无孔不入。然而，我们没有任何理由感到绝望。因为既然现代权力就在我们身边，渗透到了我们全部的个人生活和亲密关系之中，那么我们岂不是也拥有了无限多的机会去看穿和推翻它们吗？

第二章

如何找到治疗的转折点

个人和社群伦理

在写本章时，我回顾了自己临床工作多年来所经历的各种治疗转折点。回忆像潮水般汹涌而来，溢满心田。实在有太多可说，难以一一道明。因此，我挑选了为数不多的几项加以阐述：

- 音像技术的好处和复盘咨询音像记录的重要性；
- 感动于来访者对治疗师的反向关心；
- 倾听同事质疑的声音；
- 效果奇佳的局外见证人；
- 优先考虑个人和社群伦理。

■ 音像技术的好处和复盘咨询音像记录的重要性

我想先谈谈音像技术的好处，它为许多治疗转折点打下了坚实的基础。最初吸引我加入家庭治疗领域的原因之一，就是家庭治疗会录下访谈内容的音、视频，并依据这些音像资料来反思治疗工作。自那之后，我一直珍视家庭治疗的这种传统所体现的开放性和反省精神。

自 20 世纪 70 年代开始，我就对我的一些咨询会谈进行了录音录像。音像技术的好处之一就是让我可以得益于前所未有的"后见之明"（当然，有时看到自己的不足也不免大为尴尬）。这个习惯我保持了很多年，哪怕是今天我仍然一有机会就去听听与来访者的谈话录音或者看看咨询录像带。

只有通过复盘这些音像记录，我才能和诊疗室里的当下体验拉开距离，听到或看到自己如果不复盘就会遗漏的内容。毫无疑问，复盘音像记录的做法很好地促成了很多的治疗转折点。

寻找治疗对话的切入点

那么，治疗转折点到底是怎么一回事呢？首先，在复盘音像记录的时候，我能想出很多不同的切入点来开展治疗对话，或者如何就某个切入点进行深入地对话——在现场咨询的时候，我要么没有想到这些切入点，要么没有充分意识到该如何深入。有鉴于此，多年来我对人们生活的方方面面都产生了越来越广泛的兴趣，我也更深地着迷于寻觅人们所忽略的生活故事的蛛丝马迹。受此启发，我的叙事治疗实践打开了视野，既看到人类存在的更广阔的全景，又通过全景看到了许多引人入胜的个别景致。

复盘这些音像记录也让我时时提醒自己生有涯而学无涯的道理。我意识到治疗对话中总会隐藏着我在当场治疗时没有察觉的切入点，这些切入点能够形成更丰厚的故事。这份领悟的意义在于，我对自己在治疗对话中所起到的作用永远不会过分自满。而且我还会深受启发和鼓舞，会不断地花心思去发展和完善治疗技巧来绕开治疗对话中的死胡同，找到发展更丰厚故事的康庄大道。

帮助人们多坚持 1% 的主动性

第二，通过倾听和观看音像记录，我更加认识到人们在面对生活困境时常常会表现出各式各样的主动性。在理论上明白人们不会被动地接受命运摆布是一回事；在实践中真正看到人们的主动性，并努力营造有利的氛围，促使人们坚持下去，却完全是另一回事。在理论上明白让人们一概而论、病理化地看待生活是一种社会建构，并导致了非常消极的自我身份认同结论是一回事；在实践中，找到人们的主动性并以此为切入点来形成更为丰厚的故事，让来访者得出更积极的自我身份认同结论，拥有全新的行动选择，则又是另一回事。

正是通过复盘音像记录，我才意识到了更多的可能性。这点尤其重要，因为在某些情形中，我往往会有普遍化、单一化地看待某人的风险。举例而言，当假释委员会向我引介一名暴力犯罪者，而且他看上去的确洋洋自得于拳头打天下时，我就很容易对他做出盖棺定论的结论。

部分是因为复盘这些记录，我明白了一个事实：美好的人生中有 97% 的主动性受到了挫折，而糟糕的人生里则有 98% 的主动性受到了挫折。正因为复盘这些音像资料，我才得出了结论：当人们的主动性受到挫折的时候，心理治疗只要能够帮助人们去多坚持那 1% 的主动性，不再茫然失措，它就是成功的。

反思治疗师在治疗情境中是否滥用了权力

第三，通过复盘音像记录，我更加明确了治疗中的权力关系。治疗中的权力关系可以从很多的角度去解读，其中包括反思和坦白治疗中的不诚实。

> 最近我有机会重看一段录像，录的是近期我与一位 13 岁少年和他母亲的治疗对话。我发现自己无意中改述了孩子母亲的一句话。这位母亲提到在戒备森严的拘留中心里，一些工作人员待她儿子很不错。当我在跟儿子确认此事时，我改述了她的原话，而且正好颠倒了主谓。我说："你妈妈一直说你待拘留中心的工作人员蛮不错的，是这样吗？"

主谓一颠倒，我就完全曲解了母亲的原话。她表达得很清楚，那么，我为什么会这么做呢？也许我的意图是希望让这个少年能体会到一定程度的主观能动性——因为他人生的主流故事是：他既无法把握人生的方向，又无法预期行为的后果。他曾经经历过重大的心理创伤，我很清楚这类创伤对个体的主观能动性会产生怎样的后果。然而，不管我拥有多么良好的动机，改述本身就是一种不诚实的表达，而且这也无形中贬低了母亲的声音——对于一位长期处于明显弱势地位的女性来说，这必定会使她在心中重现生活中一些类似的不良体验。

哪怕要提醒这位少年的主观能动性，我也不应该不经同意就曲解母亲的原话，并误传给她儿子听。我大可以采取其他方法。例如，我可以这么问："你妈妈说拘留中心的工作人员对你很不错，对于他们的帮助，你是回应了呢，还是躲避了呢，你是部分接受了呢，还是全盘拒绝了呢？如果你接受了，你是如何放下心防的呢？"

我承认工作中的不诚实并不是想贬低自己的工作，也不是要轻视自己。正是因为热爱工作，我才会积极主动地去识别并杜绝任何一点点对权力的滥用。我相信，如果一名治疗师从来没有在咨询时滥用过权力，那他根本就是睡着了。复盘这些音像记录能很好地帮助我们识别治疗关系情境下的权力滥用。

■ 感动于来访者对治疗师的反向关心

我想谈的第二个主题是来访者反过来关心治疗师的情形。请看下面这个例子。

我认识冬娜好几年了。一开始是她父母带她来见我的，当时他们非常担心她的生活质量。冬娜被诊断为精神分裂症，服药数年，还好几次入院治疗。她不太敢走出家门，偶尔出去总要有家人陪伴，并表现出极大的恐惧和不安。在8个月时间里，我与冬娜和她的家人进行了一系列的咨询，在此期间，她逐渐步入社会并开启自己的人生——事实上，她变得非常勇于冒险。她偶尔还会拜访我，并管这叫作充电。通常当她正在或者打算踏出人生新的一步而倍感压力时，或者当她的生活遭遇危机时，她就会来找我充电。

这次会谈之前，我和冬娜已经有5个月没见面了。谈话快要结束的时候，她刻意地仔细环顾了我的咨询室，并大声说道："真是一团糟！"她主要是说我的文件系统——当时我使用的是平铺式的文件归档系统，总也找不到要找的东西。我回答说："是啊，的确够乱的。我已经决心要整改了。"冬娜说："真的下决心了吗？是什么让你觉得你已经准备好了呢？"这个问题是多么的熟悉啊。我笑了，尽我所能地回应她。冬娜接着问道："我猜这不是心血来潮吧，是什么让你下此决心呢？"这时我们都笑了。冬娜接连抛出问题来继续访谈，诸如："你觉得会在什么时候付诸行动呢？""我猜，下周或者下下周吧。"我说。

我们又聊了一会儿，之后我陪着冬娜走到前台。令我惊讶的是，冬娜和前台预约2周之后再来咨询。我指出这不像她一贯的作风，以前她总是在感到需要充电的时候才来。"啊，"冬娜相当热情地说，"这次不是为我，而是为你！

我预约 2 周后咨询是想看看你的整改计划落实得怎么样了。"我不禁瞠目结舌。

冬娜约的时间是周四一早，我周三晚上半宿没睡，把铺得到处都是的文件，一摞摞地归类叠放起来。理完后我才设法小睡了几小时，见冬娜之前又喝了咖啡打起精神。那次会面真的很棒。冬娜风风火火地冲进我的房间，并大喊一声："简直焕然一新啊！你还真的做到了！"然后她停顿了一下，说："但是我不能那么说，重要的是你的想法，你说了才算。"我们再次默契地大笑起来，冬娜又一本正经地追问："请问，这件事对你内心的自我形象有什么影响？"这时，我已经笑得几乎难以自持了。

如果我曾经持有治疗都是单向的谬见，那么冬娜的例子不啻是强大的解毒剂。这类经验让我们更清楚地看到：来访者对于良好的治疗对话及治疗结果所做出的贡献。这类经验也让我们更清楚地看到：在治疗对话中，来访者是如何加入我们的——当对话步入正轨的时候，他们会鼓励我们；而当对话不顺的时候，他们也会宽容耐心。这些经验还让我更清楚地看到：来访者是如何和治疗师一起甘苦与共、同舟共济的。

同样，这类经验还凸显了来访者是如何把我们纳入他们的生活的。他们的接纳鼓舞着我继续努力，去体会治疗对话如何触动了我自己的人生，并寻找恰当的、合乎伦理的方式在治疗对话情境中去确认这份感动。治疗师承认被来访者感动，这显然对来访者意义非凡，然而这对治疗师的人生也同样珍贵。因为这能让治疗师坚持生活和工作中曾经搁浅的主动性。

▧ 倾听同事质疑的声音

在我治疗实践的历史中，同事质疑的声音也促成了一些重要的转折点。在此略举两例。

那是 20 世纪 80 年代，我离开阿德莱德去一个伴侣治疗工作坊教课。教学开始前，我找机会和一些许久未见的朋友及同事聊了聊彼此的近况。

工作坊开始大约半小时后，我的一位同事突然站起来说："我听不见，麦克。"我回答说："抱歉，我把麦克风音量调大点。"这位同事说："麦克，不是音量的问题。当你谈到你的伴侣治疗工作时，你指的仅仅是异性恋伴侣。你忽视了我和伴侣的同性恋关系，也无视了我的女同性恋身份认同。如果你指的是异性恋伴侣，你应该明确说'异性恋伴侣'，那我就能听进去了。"

她的说法挑战了我无意间表达的异性恋霸权，这个无意之失不但违背了我自己的价值观，也背叛了我对于本土文化中的权力关系一贯质疑的立场。这个挑战也导致了另一个转折点，它改变了我对异性恋霸权表达的理解。从此以后，我更加意识到异性恋霸权是无处不在和形式多变的，我更能觉察到自己可能在治疗实践中不由自主地复制它，也更能体会异性恋霸权对人们生活困境的直接影响，例如许多年轻人被逐出家门，甚至试图自杀。

对于我用异性恋伴侣这个词来特指异性恋伴侣治疗，而用男同或者女同伴侣这个词来特指同性恋伴侣治疗，许多人会套用时髦的讲法，语含不屑地说我是在努力保持"政治正确"。然而，我觉得自己这么做是为了赋予当事人主体地位，对于任何词语，我都应该尊重当事人所赋予的心理意义，对于任何未经审视的文化论述，我也应该尊重当事人所认定的政治意涵。

体现同事质疑声音重要性的第二个例子发生在几年前，当时我受邀到一个机构提供咨询服务。这个机构是澳大利亚原住民创办的，专门服务于有家庭暴力问题的原住民家庭。收到邀请时，我陷入了巨大的困境之中。我是白种人文化的一分子，正是我的白种人族群在占领这个国家时所实施的政策和做法大大损害了原住民文化。损害之一就是，白种人的殖民和占领迫使许多原住民儿童离开了家庭，因此剥夺了他们学习养育技巧的机会。身为澳大利亚白种人文化的一分子，我的族群应该为这些殖民政策和强迫行为负主要的责任。于是我的困境便是：我觉得我在这片土地上的文化身份和我所需要咨询的主题之间横亘着一条明显的分界线。

在我为这个机构的工作人员提供咨询的最初几周里，这个困境让我愁苦不堪。在和该机构负责人的一次谈话中，我坦陈了自己的困境，也道出了内心的挣扎。她的回应非常温和但很不客气："在你眼中，这不过是你独自一人所要面对的困境，因此只要自行克服就行了，对吗？然而你觉得这种想法妥当吗？这就是你们多数白种人的典型思维方式，你们生来拥有特权，因此想当然地认为自己可以单枪匹马地解决任何问题。但是你们所遭遇到的困境不也同样影响着我们所有的原住民吗？我们原住民难道不曾从我们的角度来思考过这个困境吗？但是对我们而言，问题没有你想的那样简单化。因为如果我们不继续提供服务，我们的族人就会受苦。因此，这是我们双方的共同困境，大家应该一起来讨论。我们要共同承担这个困境，等你离开的时候，你就会明白了。"

这次挑战也带来了一个转折点，让我看清白种人特权的表现形式和背后机制。从此以后，我更加清醒地认识到白种人特权的表达方式到底有哪些，并且借着和原住民同事共事的机会，我也更充分地了解了这些表达所带来的后果。

■ 效果奇佳的局外见证人

关于治疗工作的转折点，我想谈的第四个话题就是观众。

大卫·艾普斯顿和我长期以来一直会邀请观众参与来促进来访者发展出更偏爱的生活方式。20 世纪 80 年代后期，当我开始熟悉文化人类学家芭芭拉·梅耶霍夫（Barbara Myerhoff）的工作之后，我们开始把这些招募来的观众称为局外见证人。这是我们治疗工作的重大进展。

这一切的源头是什么呢？我最近有机会观看以前我和儿童及其家人进行治疗对话的一些旧录像带。我明显注意到，对于在治疗情境中产生的对自己生活的全新认识，孩子们是多么习惯于与观众去分享。有些孩子会把他们的成就和进步证书带到学校里和同伴分享，另一些孩子则以戏剧化的方式向兄弟姐妹们展示自己的新本事。很显然，在认可这些全新的认知或者进一步促进孩子们发展更偏好的生活故事时，观众扮演了重要的角色。尽管当时我还没有完全意识到观众对于这些儿童生命转变的重要作用，事后想想，这些经验无疑极大地启发了我发展和完善邀请观众参与的做法。

在过去 10 年里，我探索了局外见证人对于认可当事人形成替代性的身份认同结论所起到的积极作用，我还开发了治疗实践地图来引导局外见证人来做出更好的回应。在此，我无意回顾这段发展历程，只想分享一个 20 年前的故事，它发生在我和一位名叫内森的男孩之间。我之所以讲这个故事是因为它让我深信，合适的局外见证人可以起到治疗师无法达到的效果。也正是这类经验鼓励我不断去探索将治疗师去中心化的治疗方式。

内森几乎在他生活的所有层面都惹了麻烦——跟校方、警方、朋友的父母，以及自己的父母。当时我和他及他的家人进行咨询，正打算运用发展更丰厚的故事的技巧，内森说他正打算从麻烦中"东山再起"。我对"东山再起"的隐喻感到好奇，并问他为什么对这个成语那么熟悉。他告诉我，因为他参与了"小小田径队"活动——所以他知道运动员在伤病恢复后会东山再起。这时内森的父母告诉我，他之前因为"不良行为"被小小田径队开除了。

我突然想到，如果能找到一个从伤病中恢复的运动员，不就是内森东山再起说法最理想的局外见证人吗。我想，如果这个局外见证人能给出合适的回应，一定能让内森从情感上更加确信这个说法，从而进一步塑造他的行为。我刚好认识一位铁人三项运动员，在本地的赛事中表现不错，并且刚从伤病中东山再起。我问内森有没有兴趣见见这位运动员，聊聊为了东山再起要做什么准备、如何面对和承受挫折，以及怎样下决心克服困难等。

内森和他父母对这个提议很感兴趣，于是我答应帮他们从中安排。我跟这位铁人三项运动员联络，他叫罗德。我告诉他一些我事先获准披露的信息，并询问他是否准备好和内森见面。罗德说，在他能安排出来的时间段里，他愿意尽其所能地帮助内森。他建议内森周四晚上五点半去田径场的跑道上，届时他会空出大约 20 分钟的时间和内森聊聊东山再起。我告诉罗德得由内森来提问，好让内森能就他正在经历的东山再起聊聊任何他想知道的问题。罗德说他能理解并且他不会提任何唐突的问题。

会面如期进行。内森的父母在停车场等了不止20分钟，而是1小时20分钟！好几次，他们不禁开始担心内森是不是又惹出什么乱子了——他在墙上涂鸦了还是惹了其他麻烦？然而，当他们去一探究竟时，却看到罗德和内森正聊得很带劲。终于，内森闲逛般地穿过停车场，貌似满不在乎地滑进了车后座。"发生了什么？"他的父母问。"哦，我们只是进行了一场男人和男人之间的对话。"内森答道。他的父母后来了解到，他们主要谈了东山再起的本质以及需要经历的考验和磨难。罗德告诉内森，他在内森这个年纪时也惹上了一大堆麻烦，人生正滑向深渊。罗德说他当时下决心要从麻烦中东山再起，付诸行动时却遭遇到了种种困难。但他始终锲而不舍，最终获得了成功。罗德说，如果他从来没有从麻烦中东山再起的经历，那么后来面对伤病时，可能也无法坚持到底最终复原——相反，他可能早就放弃了。显然，在对话中罗德好几次提到："所以，我经历的所有麻烦都是有意义的。"

车快停到家门口时，内森突然大声喊道："你们知道吗，我的人生也曾滑向深渊，但它不是毫无意义的！"从此，内森就再没走过回头路。虽然他的东山再起不免有些起起伏伏，但他的决心从来没有动摇过。我很清楚，对于内森，罗德的确起到了我这个治疗师没法起到的作用。

我意识到在很多情况下，局外见证人起到的效果可能远胜于治疗师。这鼓励我去优先探索在治疗对话中引进局外见证人的做法。

▓ 优先考虑个人和社群伦理

我已经列举了帮助我找到治疗转折点的几个例子，包括复盘音像记录、重视来访者的反馈、倾听同事的声音，以及倚重局外见证人的作用。这些经验让我能识别治疗关系中的权力滥用，更好地洞察异性恋霸权的权力关系以及白种人特权的表达方式，意识到来访者对治疗的贡献，并承认局外见证人常常可以起到身为治疗师的我无法起到的作用。

但这些经验不会自动转化为治疗的转折点，我们需要对它们做出主动的回应。那么是什么原则塑造了我在本章所描述的那些主动回应呢？对这个问题，我当然很熟悉一些不太友善的答案——这些答案通过"纯粹主义"或"政治正确"等说法来降格或者贬低我们的主动回应。我对纯粹主义毫无兴趣，我也无意恪守政治正确。然而，我对个人及社群伦理保持着一贯的兴趣，这种伦理原则鼓励我在针对以下议题时，总是尊重当事人的说法：

- 治疗关系中的权力滥用所带来的后果；
- 复制本地文化中的权力关系，包括异性恋霸权所造成的后果；
- 对白种人统治地位的各种表达方式所带来的后果；
- 对来访者贡献的承认所带来的影响；
- 局外见证人的贡献，以及通过重视人生的宏观世界胜过治疗的微观世界来将治疗师去中心化的重要性。

正是这些个人及社群伦理决定了我对本章所述的经验所做出的主动回应。也只有借助这些个人及社群伦理，本章所述的经验才能形成治疗的转折点。这些个人及社群伦理包括：

- 强调治疗师要对治疗中自己言行的后果承担责任；
- 鼓励治疗师引入对来访者更加负责的治疗结构；
- 促进治疗师承认文化权力关系中占主体地位的人们对于我们的思想和行动习惯的了解远胜于我们；
- 推动治疗师重视在人际关系中形成的自我（relational self），而不是现代西方文化中流行的孤立的自我（encapsulated self）；
- 督促治疗师扪心自问是否或多或少充当了传统与现代权力运作的共犯。

本章中我描述的经验都形成了治疗的转折点。正是借助这些经验，我才有机会把我作为指导方针的个人及社群伦理原则和谐地融入了治疗实践。但是强调优先考虑个人和社群伦理的主张和支配着心理治疗与咨询文化的另外两个主张有所冲突。第一个主张强调证据优先原则，也强调基于证据的治疗观念的核心有效性。根据这个主张，任何以证据为基础的治疗方法都处在优先地位。

第二个主张强调治疗关系的首要地位。这个主张认为，治疗的结果完全是由治疗关系决定的，这是所有治疗的共性，无论是说服还是引导。根据这个主张，大部分治疗的共性远远大于不同，说服还是引导的区别微乎其微。

然而，我觉得这些强调证据或者治疗关系重要性的主张其实什么也没说。没人会怀疑证据对于治疗结果的重要性，也没有人会怀疑治疗关系的意义。问题在于，我们所讨论的到底是什么样的治疗结果？我认为恰恰是这个问题让我们需要优先考虑个人和社群伦理，恰恰也是这个问题让个人和社群伦理在任何治疗实践中都事关重大。

> 为了阐明我的立场，我可以举一个例子：最近，我读到一则治疗实践的案例，一名男性来访者深受焦虑的困扰，治疗师断定这是他缺乏足够的决断力所致。治疗师举例说这种决断力的缺乏体现在：当他开车被其他人插队超车时，他的反应有点不太正常——他从来不会把事情闹大。

这个例子里，治疗师的确采取了基于证据的治疗取向，并且优先发展了咨访关系。这种治疗取向的结果是，来访者在类似情况下能够更加理所当然地维权，并且在遇到挫折时，会表达得"更为恰当"——也就是说，对挫折的反应更为强烈。当然，有证据表明治疗起作用了，我也相信咨访关系是治疗成功的重要因素之一。

现在，让我们重新想象一下这个案例吧。想象你正在和这位深受焦虑困扰的来访者会面。想象你也听了他谈论这方面的故事，包括开车受挫的故事。然而，你的反应却是好奇，你好奇：当他面对挫折时，究竟是怎么做到不去理所当然地维权，不去把事情闹大的。想象当你作为治疗师表达出好奇后，这位来访者是否也会对自己独特的情感表达方式产生兴趣，甚至为之着迷：来访者会好奇自己为什么没有复制男性文化所尊崇的强硬态度，更会好奇自己的人生经历中是怎样形成这种独特的情感表达方式的。想象一下，通过你和他一番治疗对话，现在他对自己的这种情感表达方式的了解更全面、更丰富了，对于这种情感方式背后的生命知识和生活技能也更清楚、更明白了。现在请设想这会带来的治疗成果：他发现自己在面对各种困境时能够更灵活地应对，他为自己在面对理所当然的生活态度和性别认同时所采取的例外立场而自豪，他发现自己找到了更和谐的人生定位。当然和前面的例子一样，在这个例子里，证据也显示治疗有效，无疑咨访关系也是决定治疗成效的关键因素。因此，强调证据和咨访关系重要性的主张，其实什么也没说。

关键在于，治疗师的角色到底是现代权力无意间的同谋者，还是日常生活多元化的倡导者？我们的任务是提倡单一故事带来的浅薄观念，还是寻求替代性故事带来的生命深度？诊疗室是一个因循守旧的场所，还是一个探索未知的环境？在诊疗室里，治疗师是削足适履，还是推陈出新？

■ 结论

在本章，我列举了一些治疗经验，它们都促成了我治疗历史中的转折点。然后，我详细阐述了自己对这些经验的主动回应，以及这些回应受到了哪些特定的个人和社群伦理的影响。结论是，我相信治疗工作的发展是否能取得进步，取决于我们是否优先考虑个人伦理和社群伦理。如果不优先考虑个人和社群伦理，我们很容易无视生命的多样性，或忽略承认生命多样性的重要意义。如果不优先考虑个人和社群伦理，我们也很容易无意间成了传统权力运作的共犯，去复制社会的不平等，或者成为现代权力运作的共犯去复制被现代权力技术所推崇的社会规范标准。

第三章
反思诊疗室里的权力政治

挑战控制伦理

人们普遍认为心理治疗的情境是神圣不可侵犯的。带着这种假设，治疗师会认为治疗的情境不受主流文化的社会制度和意识形态的影响。这样一来，治疗师势必会在无意中复制主流文化。因此当治疗师带着这种假设与来访者互动的时候，很可能会强化那些造成人们心理困扰的社会制度和意识形态（比如，对强势个人主义的尊崇和对压迫式性别角色的注重）。

在本章，我会列举几个心理治疗复制主流文化的案例，这种复制体现在治疗的结构和治疗中对知识的运用上，接着我将反思：在治疗中，对主流文化的复制给咨访双方的生活带来了什么样的切实影响。最后，我还会探讨在反思的基础上治疗师该做什么——我们应该改革心理治疗的情境，舍弃一些普遍接受的治疗结构和做法，并通过营造开放性的治疗情境来接纳各种各样的不同观点。

■ 治疗文化中权力政治的案例剖析

近年来，很多治疗师们为同样的问题所困扰：如何变革我们的治疗文化。改革并非易事，但仍有解决之道：既然治疗的文化在复制主流文化时扮演了核心角色，那么它也能反过来在消除主流文化影响的过程中起到核心作用。我们需要发展那些能引发治疗中的权力关系和治疗文化重大变革的治疗结构和做法，对此我们中的很多人正扮演着重要角色。这是本章的背景。

詹姆斯的"精神分裂症"

詹姆斯说他自己是个"精神分裂症患者"。他介绍了自己发病和住院的历史，还详细说明了主要的诊断和用药情况。接着，他概括性地反思了自己的生活：他每天都在深重的绝望中挣扎。他拼命努力，却一事无成。他非常希望人生的路能往前走，然而一次又一次，某些"声音的发作"粉碎了他的希望。

我问他"往前走"对他意味着什么。他一时词穷，热泪盈眶。詹姆斯觉得自己是个失败者。他说，往前走意味着很多很多。意味着目前他身上的一切都是错的，应该彻底改正；意味着他应该成为一个真正的人：不依赖他人，一切靠自己，自我确信，完完整整，自信沉稳，以及最重要的，为人所接纳。詹姆斯尽了一切努力想要迎合别人的眼光，想得到所在社群的道德肯定，因为这个社群已经把他给边缘化了。

詹姆斯告诉我，对于自己最终会成为什么样的人，他有着一些相当宏大的计划和想法，然而最终这一切都显得那么虚无缥缈。这让我陷入了沉思，能说他是在妄想吗？可能吧。不过用"逞强"来形容可能更合适。詹姆斯想知道：我觉得他还有希望吗？我能不能让他对自己感觉好一点，或者帮他成为一个真正的人？

珍妮的抑郁症

在简单的自我介绍后，珍妮说她最近都很抑郁，甚至绝望。在过去的3个月里，她没少想到过自杀。这两天她很担心自己真的会走上绝路。她从来没有像现在这样觉得自己一文不值。她脸上毫无表情。不，不是毫无表情，而是死气沉沉。

我问："你有没有想过，到底为什么觉得自己毫无价值？"她说她想过。珍妮回忆了她童年、青春期和成年早期所遭受的心理创伤。可她认为这些自己都熬过去了，事情也都了结了。为此她花了很多努力，生活也大为改善。然而抑郁却毫无征兆、没有理由地卷土重来，让她觉得之前的努力全白费了，她又被打回了原形。如今她只能听任抑郁的摆布，差不多要彻底放弃了。

这时，我的内心突然有了主意：以我的经验，抑郁不会平白无故地来袭，要不要问她最近发生了什么？对，就这么办。通过问话，我了解到珍妮抑郁症第一次复发是3个月前她在外地度假的时候。她认为之所以在度假时突发抑郁，恰恰印证了自己毫无价值的一贯想法：原来之前她一直在用工作来逃避，逃避自身的缺陷和抑郁的本质。

于是，我让她详细告诉我度假时她到底做了什么，珍妮说她趁着度假的机会"还债"——读了好几本书。那么，她读的是什么类型的书呢。听好了：这是一位心理咨询师推荐的三本大众心理读物，其中两本的题目提到了"真我"，还有一本叫作《爱得太多的女人》！

莎莉的神经性厌食症

莎莉大约20来岁，是妈妈珍妮特、爸爸史蒂夫、哥哥斯科特、姐姐海伦一起陪着来的。莎莉得神经性厌食症已经好几年了，接受过各种治疗，包括一段时期的住院治疗。

在背景介绍后，莎莉的家人告诉我一些他们认为很重要的细节。我问他们，通过那么多次的心理咨询，他们对神经性厌食症有些什么了解，哪些最符合莎莉的情况。他们全家对于这个问题的反应，让我看到一出熟悉的家庭故事在上演。原本已经坐在整个家庭边缘的莎莉，转头望向墙壁。而妈妈珍妮特脸上则流下两行热泪。我说起了妈妈的眼泪，妈妈珍妮特马上接茬说：至少她已经把这件事给看透了。怎么个看透法，我问。珍妮特说，女儿的问题多数是由她这个妈妈造成的。因为自己和女儿太亲近了，不但犯了过度保护之罪，还有过于控制之嫌。说着，珍妮特抽泣起来。然而这时，莎莉似乎坐得离整个家庭更远了，我没想到会这样。这时，其他的家庭成员都显得不知所措，甚至不知道该往哪儿看。

我紧接着问这家人：通过那么多次的心理咨询，你们学到了什么解决问题的办法吗？我预感，他们会搬出一套耳熟能详的说法。爸爸史蒂夫说莎莉必须学会更加独立。这时，妈妈珍妮特的情绪有所缓解，也加入了讨论。她认为治好莎莉的关键，就是要让莎莉成为一个独立的个体，脱离和母亲过于纠缠的关系，还要和家庭之间划出清晰的界限。

治疗师们是否承认和意识到心理治疗中的政治影响：上述案例的重新剖析

当治疗师认为心理治疗的情境可以彻底摆脱主流文化的社会体制和意识形态影响的时候，他们往往会带着一种自大的态度进行临床工作。这体现在，他们觉得治疗情境是非常安全的。他们还会讨论或辩论：在治疗中到底还有没有必要去思考关系的政治，甚至关系的政治对于治疗而言根本就是不相关的。

有时，甚至有人会邀请我参加辩论，辩题是《治疗师是否应该将政治带入治疗》。我对这类邀约的统一回答是：这类辩题非但毫无意义，还代表了一种傲慢。问题不在于我们该不该把政治带入诊疗室，而是治疗师到底愿不愿意坦率地承认诊疗室里政治的存在，以及治疗师打算在何种程度上成为复制这些政治的共犯。试问治疗的情境怎么可能摆脱性别、种族和阶级等的政治影响呢？又怎么可能摆脱我们文化中的知识等级体系和边缘化政治运作的影响呢？当人们走进诊疗室时，他们带来了自己的关系政治，同时他们也走进了由政治所建构的治疗情境。

哪怕是前文中我提到的3个简短的案例也都已经清楚地表明，假设心理治疗拥有一种优势立场可以独立于文化的影响之外根本是无稽之谈。

对詹姆斯案例的重新剖析

• 如果治疗师也认同并尊崇强势个人主义，强调自制自控的文化，那么当詹姆斯说自己是个彻头彻尾的失败者时，我们在治疗方案上还剩下什么选择呢？

• 相反，如果治疗师意识到我们的文化会基于某些个人主义的标准把道德价值仅仅赋予那些严格复制这些标准的人，却把詹姆斯这样的另类彻底排除在外，我们的治疗又将会有什么改变呢？

• 作为治疗师，我们当然能看到詹姆斯所主诉的生活压力与个人困扰对他的生活所造成的负面影响。然而如果我们能进一步领悟到，詹姆斯是因为太想得到社会所认可的道德价值，才会感到极大的压力并造成这些负面影响的，这份领悟会对我们的治疗过程产生什么影响呢？

• 当我们反思过以上问题后，我们又会怎样重新理解詹姆斯想让治疗师帮助他成为真正的人的诉求呢？

对珍妮案例的重新剖析

• 那么，我们又该怎么看待珍妮的案例呢？如果我们能思考珍妮案例背后的现代权力运作，意识到现代权力要求每个人都不断地进行自我评估、自我评判和自我监察时，我们的治疗工作会如何进行呢？

• 如果我们对现代权力运作导致了珍妮的抑郁的理解是成立的，这会对我们和她之间的治疗对话带来什么不同的效果呢？

• 如果我们能让珍妮清楚地看到，是现代权力诱导她像暴君一样苛责自己，仅仅为了迎合所谓的真我标签，而且我们还帮珍妮彻底曝光这类真我标签背后那些影影绰绰地支配珍妮的生活与思考方式的诡计，那么珍妮又会有什么全新的行动方案可以选择呢？

• 如果我们趁热打铁分析一下《爱得太多的女人》这类书籍所提倡的到底是什么样的生活方式，而这类书籍想边缘化或打压的又是什么样的生活方式，这是否会让我们优先考虑这个案例中性别政治的背景呢？

• 如果治疗师问珍妮有没有听说过一本书叫《充满爱的女人和爱得不够的男人》，又会发生什么呢？试问当付出的爱有所回报的话，女性又怎么可能爱得太多呢？

对莎莉案例的重新剖析

• 如果我们能够思考并探索神经性厌食症会不会是主流文化女性歧视的副产品，那么我们工作的方向会有什么变化呢？

• 如果我们能够充分意识到西方文化中"指责母亲"的一贯做法，并以此背景来倾听妈妈珍妮特那些耳熟能详的"洞见"时，我们和这个家庭的谈话方式又会有什么样的不同？

• 如果我们能够认识并承认：心理治疗在何种程度上成了复制主流文化女性歧视的共犯，心理治疗又如何在复制主流文化"指责母亲"的戏码中扮演了核心角色，心理治疗又何种程度上复制了造成神经性厌食症的文化背景，那么我们的治疗工作将会如何进行？

- 如果我们能够思考一下这个家的成员们在寻求心理咨询时被灌输了什么，并试着问他们，在这些陈词滥调中，到底"什么被复制了"，又会怎样？

- 我们可以进一步反思心理治疗文化中的核心隐喻复制了什么，独立个体和与众不同的隐喻又复制了什么，这些隐喻的阴影中又隐藏了什么：这类隐喻的某些版本将独立个体解读为一定要和身边的人分离和疏远；另一些版本则复制了我们文化所高度赞扬的孤立个体。

我希望上述简短的讨论能够对于消除"心理治疗的优势地位能够脱离主流文化的影响"的谬论尽绵薄之力。这个谬论以及许多相关的说法在极大程度上建构了心理治疗的舞台。要知道心理治疗的舞台并非处在主流文化的边缘，而是居于中心位置。正因为它的中心位置，心理治疗才在复制和生产主流文化、维持支配性的社会秩序上扮演了核心的角色。心理治疗对人们产生的重大影响直接体现在它会赞扬某些生活方式，与此同时将其他生活方式给边缘化。另一方面，心理治疗还直接复制了主流文化的知识霸权。

我还希望上述讨论能让我们看清，身为治疗师，我们不是注定要成为无意间复制支配性社会秩序的共犯的。虽然我们也不可能置身于文化之外，但没有必要全方位地成为文化的共犯。我们还应该看清，一旦我们不加质问地接受"心理治疗的优势地位能脱离主流文化的影响"，临床治疗必然会更趋向于复制主流文化。因为不加质问地接受这个假设一定会让我们的治疗复制一些文化元素，而这些文化元素恰恰是造成来访者求助问题的元凶。

在进行过上述的思考后，我们该如何看待治疗师自大的态度呢？它显然是愚蠢的。我们一旦明白治疗本身就是文化的体现，那么治疗师该不该将政治带入诊疗室的话题就显得荒唐可笑了。我们应该承认"心理治疗无可避免地会复制主流文化"，理解"治疗就是文化的一部分"，并允许自己去直面临床工作中的政治因素和内在困境。我们应该认识到当人们走进诊疗室的时候，他们带来了自己生活中的关系政治。我们也应该认识到当人们走进诊疗室的时候，他们也走进了某种政治氛围。我们还应该承认，既然治疗是文化的一部分，身为治疗师，我们将无可避免地复制主流文化。在此基础上，一些全新的问题就应运而生，需要治疗师们去认真探索。

- 治疗师们能在治疗情境中加入什么，好让我们更能觉察关系政治？

- 治疗师们该如何处理临床工作所带来的政治困境？
- 治疗师们该采取什么行动来避免彻底成为复制支配性社会秩序的共犯？
- 治疗师们应该保有哪些必要因素，才能让我们对性别政治、异性恋霸权、种族、文化、阶级与性取向保持敏感？
- 治疗师们要如何与来访者互动才能帮助来访者察觉、拥护和尊重自己的反抗行为：反抗现代文化中主流知识和权力运作所诱导的自我管制？
- 治疗师们该如何推翻尊崇专业知识的知识等级体系，为不同的意见开放更多的可能性？
- 治疗师们能做什么来尊崇替代性的知识，以及拥有这些替代性知识的来访者？
- 治疗师们与来访者的互动一定会给来访者的生活带来特定的后果和切实的影响，我们该如何正视自己的道德和伦理责任？
- 治疗师们在设置对来访者负责的治疗结构时，可能会揭示出治疗工作中切实存在的或潜在的权力滥用，对此我们能做什么？
- 治疗师们应该用哪些合适的办法来认识治疗关系中一定会存在的权力不平等？
- 治疗师们又能采取什么行动减轻这些权力不平等的有害影响？
- 治疗师们该如何承认自己在性别、种族、阶级、文化和性别上的身份认同的立场？
- 治疗师们又该如何认识这些立场所代表的意义？

限于本章的篇幅，我不可能详述上述所有的问题以及它们对于治疗的意义。因此，我将只讨论治疗文化中权力运作的一个方面：我将反思将治疗理所当然地视为单向过程的传统会造成什么样的切实影响。

■ 心理治疗也塑造和影响了治疗师的人生

治疗文化将心理治疗理所当然地视为一个单向的过程。心理治疗的世界和体制，以及各种心理治疗机构的做法都明显地基于同一个理念：来访者是治疗的唯一接受方。如果治疗是有效的，那么来访者就会产生一些转化性的改变。人们公认这就是诊疗室的真相，无论怎么解读治疗师对这种转变所做的贡献——这些解读包括治疗师创造了促成改变的条件和氛围，治疗师引入了某些干预措施，治疗师改变了来访者对情境的认知，治疗师对来访者进行了心理教育等不一而足。总而言之，治疗的互动体现为一个单向的过程（例外情况是当治疗被认为存在问题时，例如在治疗中发生了"反移情"）。

对这种单向性理念的批判工作揭示出在西方文化的关系政治中，普遍的主客体二元论是如何运作和强化的。这种主客体二元论假设：治疗师是一个独立自主、不带偏见和充满洞见的人，一个拥有"真理"的知识主体；来访者则是治疗师所拥有的专业知识的客体或对象。在被称为治疗的互动关系中，治疗师被认定为行动者或推动者，而来访者则被定义为"他者"。

一旦我们批判性地审视实际发生的治疗互动关系，就不可避免地得出结论：治疗过程是单向的看法事实上将来访者给边缘化了。我们还不可避免地总结说"治疗是一个单向过程"的主流看法里蕴含着政治运作，而且还建构并维持着知识的等级体系。

只要我们抛弃这种主客体二元论就能充分认识到，根本不存在完全独立自主、不偏不倚的立场。于是我们就可以自由地探索，这样的领悟会如何影响我们与来访者的互动。探索的结果是：我们应该承认治疗互动同时影响了参与治疗各方的人生——影响或塑造来访者人生的因素也影响或塑造我们通常所说的临床工作，而影响或塑造临床工作的因素也影响和塑造了治疗师的人生。

一旦认识到这一点，我们就会马上同意，正是那些边缘化的做法、那些将来访者定义为"他者"的做法迫使我们不去努力觉察、承认和厘清治疗工作是如何改变治疗师自己的人生的。在觉察、承认和厘清治疗工作如何改变治疗师的人生的过程中，我并不提倡歌功颂德或一味讨好的心态。仅仅建议治疗师们去认识和体会以下这些方面。

• 当来访者们邀请治疗师们以各种各样的方式去参与他们的人生的时候，治疗师们所体验到的荣幸，这份荣幸又会给治疗师自己的人生带来什么样的切实影响。

• 当治疗师们在治疗工作中目睹来访者们在令人生畏的困难面前仍能做出改变时，从中得到了什么样的启发和激励。

• 当治疗师们体验到了和来访者之间全新且特别的交往方式时，自己的生活也变得丰富了。

- 当治疗师们有幸聆听来访者们积极介入生活并产生可喜改变的人生故事时，以及当治疗师们加入来访者们共同欢庆他们的这些成就时所感受到的喜悦之情。

- 当来访者们说出了一些很特别的隐喻，治疗师们能把这些隐喻转化为思考工具并运用到其他治疗情形当中去时。

- 与来访者的互动如何让治疗师们突破自身的思维限制，填补自己的叙事空白。

- 来访者的贡献如何实质性地提升治疗师们的愿景，提振了治疗师们的能量。

治疗师能认识并体会上面的这些点是很有意义的，它有助于治疗师去拆除知识的等级体系，颠覆某些理所当然的治疗安排。何况，我并不认为这对治疗师是一种损失。如果治疗互动有了全新的气象，工作方式有了全新的选择，怎么会是损失呢？说真的，我在其他场合也说过，我们作为治疗师对于上述方面的体认滋养了我们的工作，并很好地证明我们应该保持对人们生活的兴趣和对事情会如何变得不同的好奇心。

或许我应该澄清这上述体认是怎样滋养我们的工作的。你曾经历过人们常说的职业倦怠吗？你是否曾经觉得：工作让你筋疲力尽？工作好像失去方向或缺乏目标？或者你的治疗师生涯显得"原地踏步"或"勉强维持"？

如果你对以上任何一个问题的回答为"是"，那么我可以大胆猜测一下，在上述这些时刻，你并没有感觉工作在朝着可喜的方向发展。我们常常会自省工作和治疗是否有所进步，或者我们所秉持的目标和使命是否可行。对此我们是否感觉良好，也许就取决于我们是否感觉工作在朝着可喜的方向前进，我相信如此——不承认治疗也改变了治疗师的人生等于极大程度地否定了这些滋养我们工作的人生体验。因此我们应该采取必要的步骤去觉察、承认并厘清诊疗室里的互动如何塑造治疗师的人生。否则我们又凭什么去衡量治疗工作是否获得了可喜的进展呢？不承认治疗也影响和滋养了治疗师的事实会导致治疗师们产生失落和无助的感受。因此，我建议我们应该有所选择：承认自己不是治疗舞台上唯一的行动者，而是在与他人共同协作；否则的话我们就只有集体吃百忧解这条路了。

■ 控制的伦理会导致意志瘫痪

在前文中我讨论过，认为治疗的情境神圣不可侵犯，占据优势地位而独立于文化影响之外的理念是何等的荒唐。我还谈到过，一旦我们察觉了治疗如何复制主流文化，就能找到更好的治疗立场，不至于彻底沦为主流文化的共犯。我们可以基于更好的治疗立场去变革治疗的情境，通过保持开放性来接纳各种各样的不同意见。我相信我们可以通过下列方法提升我们的觉察并变革治疗的情境。

- 考察现代文化中的主流伦理是什么。
- 理解这种主流伦理与社会秩序的乌托邦幻想之间存在着什么样的联系。
- 审查现代社会是如何发展出各种做法来管制人们生活的。

那么，我们该从哪儿开始呢？当我们考察中产阶级和中上阶级（包括绝大多数的专业人士阶层）的主流伦理时，势必会与当代社会的"控制的伦理"和"负责任的行为"的理念狭路相逢。这里我想引用莎朗·韦尔奇（Sharon Welch, 1990）就这个议题所做的发言：

我们假定"负责任"的意思是：一个人可以确保达成行动的目标。"去行动"的意思是：单凭这项行动本身就能确保行动的结果，并且确保事情会按照既定的顺序发生。当这种"负责任的行为"的简单看法遭遇重大而复杂的问题时，往往导致全面的意志瘫痪。于是，对于许多人而言，一旦问题太大无法独自解决，或是一时无法解决，自然而然的反应就是什么也不去做。

在此我想探讨的是，控制的伦理以及与之相关的"负责任的行为"的理念是如何建构治疗师的生活、来访者的生活，以及治疗互动本身的。

在当代社会，我们越来越难以抗拒一个诱人的想法：即作为治疗师，我们可以通过独立和果断的行动，给来访者的生活带来陡然的改变。治疗师们所受的大部分的专业训练都指向这种"负责任的行为"的理念，而且大部分的出版物也隐含了类似的控制的伦理。这种理念严重损害了治疗师在面临重大问题和挑战时坚持到底的能力。负责任的行为的理念诱使我们相信治疗师们应该独立、果断地迅速找到解决方案，快速达到想要的结果。因此，一旦治疗师们发现问题严重到令人生畏，或是需要应对的情况极为棘手，或是需要挑战的是支持现状的强大社会力量时，都会感到寸步难行。

只要我们去探究，在"控制的伦理和负责任的行为的理念所指导的治疗实践"和"我们对于治疗互动的实际体验"之间存在着什么样的联系，毫无疑问我们会马上觉察到这种治疗实践与"意志瘫痪"的体验之间是相关联的，意志瘫痪往往表现为治疗师常见的绝望、士气低落、疲倦、放弃、犬儒主义、职业倦怠和精疲力竭。我想再次引用莎朗·韦尔奇（1990）的话，这次是关于绝望的：

> 富人和中产阶级的绝望有种特殊的调性：这是一种由特权支持并植根于特权的绝望。当一个人安于现状的时候——由精英式的工作、完善的医疗配套、豪宅和艺术品所装点的生活，会很容易放弃长远的社会变革目标。当美好的生活唾手可得的时候，人们也会很容易对别人是否可以拥有此等美好生活不抱任何希望，转而仅仅注重个人和家庭的生活享受……对于那些习惯于位高权重、予取予求、四体不勤、身处社会政治及经济体系的核心利益集团的人而言，容易受挫是他们所尊享的特权。

虽然乍看有些吊诡，但韦尔奇认为，我们感受到的意志瘫痪的程度取决于我们在社会秩序中的相对位置，即我们意志瘫痪的程度和我们在特权、知识和权力的社会等级体系中的位置是直接相关的。因此，我们可以假定男性比女性更容易意志瘫痪，白种人比其他人种的人更容易意志瘫痪，异性恋者比男同或者女同更容易意志瘫痪，诸如此类。但是，我怀疑我们当中能真正完全摆脱这种控制的伦理和负责任的行为理念影响的人，实在是凤毛麟角。

毫无疑问，来访者们也同样难以摆脱这种控制的伦理，这让他们很难采取行动去达成想要的改变。如果成功被定义为自身处境的迅速改变，那么控制的伦理不免会让人寸步难行。控制的伦理蒙蔽了人们的视线，让人们看不到小步渐进的可能性，以及这种小步渐进所带来的延续效应：它能创造良好的条件，更好地为想要的改变铺平道路。控制的伦理使人们几乎不可能去敬重或接受小步渐进的重要意义，也很难去觉察或认识到生活中那些闪亮时刻。于是，改变还没有开始就已经结束了，随之而来的便是放弃和绝望。

如果当来访者来咨询时，我们要求他首先去挑战并协助我们打破治疗师们受到控制伦理影响的习惯性想法和行为，包括意志瘫痪——我相信，往往需要这样，治疗才能进行下去。那么不用说，来访者们将要承受双重的负担。

在治疗中挑战控制的伦理

只有去反思控制的伦理和负责任的行为的理念，治疗师们才有机会直面工作中所体验到的放弃与绝望的心情。通过反思，我们领悟到这种放弃与绝望的心情是控制的伦理所固有的傲慢带来的恶果。这让我们有机会去认识和直面催生这些放弃与绝望心情的背景：我们的特权（以我为例，白种人、中产阶级、异性恋男性）。如此一来，我们就有了全新的可能去打破意志瘫痪的怪圈。只有当我们意识到控制的伦理所提议的控制根本行不通时，才会积极地去探索"负责任的行为"的替代观念。

治疗师们一旦开始挑战控制的伦理和负责任的行为的理念，就更有可能协助来访者们去觉察、承认和敬重他们正在采取的行动，或者探索他们可以采取什么行动来创造出有利的情境，促成他们想要的改变，并让来访者在这些有可能采取的行动的基础上开创新的生活可能性。只有当治疗师努力摆脱控制的伦理时，才更有可能去承认和命名来访者不同的声音，去尊重和命名来访者反抗主流社会秩序的行为。

当治疗师们努力去质疑控制的伦理的时候，才更有可能去承认来访者对人生独特的诠释和观点，并鼓励他们去付诸行动。而且治疗师也更有可能从这些独特的诠释和观点中揭示出来访者的主观能动性。治疗师会更积极让来访者去描述与这些独特看法有关的个人史及关系史，并为主流文化强加于来访者的情节找到来访者个人生活中相反的情节和来访者的反抗史。

如果来访者曾经遭受过各种各样的剥削、虐待和压制，那么帮助来访者厘清和提升这些相反的情节的意义可以让来访者意识到：支配的势力并未完全得逞，他们的人生并未完全被驯服，主流文化也并非无往而不利。不用说，认识到这一点对来访者如何塑造自己的人生意义重大，对来访者发展抗拒主流文化的另类行为也至关重要。

来访者的上述领悟提供了一个全新的行动基础。韦尔奇认为这涉及风险的伦理。风险的伦理所提供的行动基础并非基于确定性，而是：

- 意识到"行动的后果是无法保证的，甚至是难以预测的"；
- 承认"控制是不可能的"；
- 认识到"自己能依靠哪些资源，并对此负责"；
- 并理解"在道德意义上，没人能脱离负责与合作的情境而单独行动"。

治疗师要对治疗带给来访者的影响负责

叙事治疗版本的"负责任的行为"强调的是负责制：治疗师承诺治疗的情境要对来访者负责，同时也承诺对自己思考、行动，以及与来访者互动所引发的一切影响或者后果负责。

在负责制的治疗情境下，治疗师没法保持中立，没法声称身处飞地，不受权力关系以及出于自身社会定位的偏见的影响。治疗师不可能保持客观立场，不可能超越被文化、阶级、种族和性别所影响的生活和思考方式。相反，这种负责制的情境鼓励：

- 治疗师们去揭露被自己视作理所当然的生活和思考方式，并且拓展对自身偏见的觉察；
- 治疗师们去认识自己的社会定位，以及由此导致的特权和个人理解的局限性；
- 治疗师们去承认指导他们治疗工作的隐喻背后有什么样的假设和目的；
- 来访者们去直面治疗师们理解的局限性，并说出他们对治疗师局限性的体验；
- 来访者们去尊重出于自己的社会定位（性别、种族、阶级、文化）所形成的独特理解和人生经验；
- 治疗师们去步入不同的文化定位，超越自身思考的限制。

负责制的理念强调在治疗情境中，治疗师应该对其行为和互动所产生的切实影响负责。

病理化、心理化论述的危害

我说的负责制还包括：拒绝参与将人们的生活一概而论和边缘化的政治运作、拒绝使用心理治疗文化中与日俱增的精神病理学论述（你注意到精神病理学论述的最新发展了吗？他们发明了术语：对立违抗性障碍，以及我不得不认为更糟糕的术语：违抗性障碍）。

为什么说运用这些专家式的内化性的精神病理学论述是一种政治运作呢，我们可以从好几个角度来看这个问题。

首先，这些论述将来访者带入治疗的问题给内化了，从而忽略了造成这些问题的历史力量，也否认了应该对造成问题的情境进行政治分析。简而言之，这些精神病理学的论述蒙蔽了人类经验背后的政治运作，其后果是让来访者对问题变得无能为力。这种病理化还会削弱人的主观能动性，独尊专家的知识，无视来访者的知识。它不但削弱了人的主观能动性，而且让来访者几乎不可能觉察、接受、尊重和扩展他们曾经针对造成他们问题的历史力量和政治运作所采取的反抗行动。

第二，当治疗师贩卖这些精神病理学的专家论述时，或是和来访者互动完美复制这些论述时，治疗师所表现的"自我"，其目的就是想在特定机构和社群里赢得巨大的道德价值。因为在这些机构和社群里，任何不这样讨论人生的方式都将被歧视和边缘化。于是这种讨论人生的现代方式构成了现代意义上的驱逐仪式。

第三，精神病理学的专家论述将人生给单纯地"心理学化"了，这成了治疗师的万灵药。这种单纯的心理学化让治疗师无法看清来访者的问题其实深陷在其关系政治之中——在权力运作与支配关系之中，这让治疗师感到心安理得。因为一旦我们将某些问题界定为异常，而不是某种生活方式和思考方式导致的恶果，就可以避免面对一个事实：治疗师也是维持造成来访者问题的生活方式与思考方式的共犯。

举例而言，在对家暴的男性进行治疗时，如果用病理化的方式看待他们，把他们视为异常，就可以让身为男性的我忽略这些男性所呈现的暴力和他们所处文化推崇的主流男性存在与思考方式——攻击、支配和征服之间的关联。我就无须正视自己是否成了复制这些主流文化中的男性存在与思考方式的共犯。身为男性阶级的一员，我也不用正视自己的责任，即我应该采取行动致力于消除那些维持机会不平等现状的男性特权、推翻那些压迫人的社会体制、挑战那些压制或边缘化的权力运作。我可以把责任推卸给那些最弱势的群体，让他们去挑战那些贬低和歧视，并采取行动消除这一切吧。

第四，将人生单纯地心理学化是通过运用专业化的知识达成的，这支持了治疗师客观性的假设，并维持了治疗师不偏不倚、超脱中立的神话。将人生单纯地心理学化，也是通过对普世真理系统性地鼓吹而达成的，这让人看不到专业知识是如何受到特定文化影响的，又是如何在特定的历史政治过程被制造出来。当我们审视治疗师和求助者互动中的单纯心理学化的影响时，我们就能看出这些做法在何种程度上：

- 让治疗师们忽略了自己的性别、人种、阶级、种族定位；
- 让治疗师们无须对和来访者互动所产生的真正影响或后果承担道德和伦理责任；
- 让治疗师们得以否认自己在建构与他人共享的世界时的共犯角色；
- 鼓励治疗师们接受某些观念，例如我们思考和行动可以不受文化和社会定位的"污染"，因此支持主客体二元论，并维持知识、学识和权力的等级体系。

■ 相对主义也是一种控制伦理

社会理论的最新发展一直在鼓励我们摆脱控制的伦理，脱离某些对世界本质的根本性看法，包括关于理想状态下的理想人生的乌托邦观念。一些评论文章认为这会让我们不可避免地倒向相对主义。这类批评通常会说倒向相对主义让我们失去了行动的基础。因为我们没有基础真理可以参考，没有世界本质、普世法则可以依照，没有宗教可以依靠，因此行为的后果难以确保。

有些后基础主义思想家也同意这种说法［译者注：基础主义（foundationalism），是一种认识论观点，它认为有些信念可以在感性知觉或理性直觉的基础上直接掌握，无须由其他信念推论而来。这些信念为宏伟的知识体系提供了正确建构的基础］，他们将相对主义视为激进观念，并事实上禁止我们信奉相对主义。他们认为，行动的唯一基础就是主观性。对此我想说，相对主义显然是保守的，而那种认为相对主义是人生基础的理念，本身就出自控制的伦理。

相对主义是保守的，因为它忽视了人们获取资源的不平等，忽视了让某些人拥有更大话语权的权力结构的存在，也忽视了有着各种规则来规定什么样的言论值得推崇、谁可以发言，以及在什么情况下可以发言。相对主义使得对他人的支配变得合法，并且总是希望维持现状。相对主义假定每个个体的行动者都是道德的主体，并且对行为的构成性本质视若无睹。基础主义是保守的，因为它是规范化的。从这个角度看，我们并非倒向相对主义，相反，我们认为只有重新审视相对主义的真正影响，才能更清楚地看到相对主义的目的是什么。

我认为，无论行为必须基于基础真理的说法，还是行为可以基于相对主义的理念，都属于控制伦理的一部分。这两者都认为行动的基础取决于个人。这恰恰不是我所提倡的行动。我提倡的行动是基于完全不同的伦理：负责制的伦理。我认为行动是一个过程，是由拥有不同文化定位的人之间的实质互动所产生的，行动既不基于基础主义，也不基于相对主义。这种负责制的伦理将用以下方式引导我们的工作。

• 治疗师们将致力于设定某种治疗结构，从而对与来访者互动所造成的影响负起道德责任来。

• 治疗师们会建立治疗情境来批判自身所持有的规范化观念。

• 治疗师们会识别并采取行动打破权力和支配体制。

• 治疗师们要承认，只有通过和不同的人、不同社群之间的实质性互动以及不同的原则、规范标准等之间的冲撞，才能达成足够好的道德批判。

是的，毫无疑问，行动的基础的确是通过对话来达成的，但不是任何对话都可以的。

■ 结论

和各位一样，有时候我也会被问道："你为什么要从事治疗工作？"我在接受社工训练的时候，结构主义思潮正如日中天，学生被鼓励将他们加入当时称为"助人事业"的动机做一番心理学化的分析。将动机做心理学化的分析不可避免地会将动机病理化。请问你从事社工的动机，是不是和原生家庭的未完成事件有关？是不是因为你和母亲的关系过度纠缠，要么是母亲的过度管制让你倍感压力？是不是因为你和母亲的关系中缺乏亲密感？要么是你想要补救当初没有提供适当的帮助而产生的挫败感？是为了逆反父亲的期待吗？还是因为父亲从来就没有对你有过任何的期待？总之，当社工的决定到底满足了你什么样隐秘的、无意识的和不被承认的个人利益？还是满足了你神经质需求当中的某一项？（或是询问聚焦于这个决定让什么得到了强化——即刺激 - 反应模式）。我曾经做过一份调查，发现在其他所谓的助人专业中，这些将动机病理化的问题也经常被问及，所以我确信你们也曾经有过类似的经验，可以提供更多相似的例子。

事实上，我之所以对心理咨询有兴趣，尤其是家庭治疗，曾被看作证实了以上问题的固有怀疑。然而，我总觉得这些问题导致了对于动机过于陈词滥调的解读，但是这些解读却对于许多选择在这个领域工作的人产生了真实的影响。

那时，意识中的能想到的目的遭到诟病（其实，现在依然如此），任何有意识的目的都被认为是无稽之谈。认定选择这个职业是出于某种献身精神更是遭到了强烈的质疑。人们相信献身精神必定植根于某种心理防御机制，而认为自己有着献身精神的人肯定缺乏这方面的洞见。

当时澳大利亚卷入了越南战争，我们许多人都在抗议澳大利亚和美国的参战。在这种情形下，将动机进行心理学分析的做法就显得更加古怪了。尽管存在着不少分歧，但许多学生和其他人都被反战抗议给唤醒了，并采取了许多卓尔有效的行动。有意识的动机和献身精神是取得这些成就的关键，它们被高度赞扬，而非被病理化。如果当时我们都安安静静地坐下来对自己参加这些反战抗议的动机进行一番心理学的分析，你能想象整个反抗运动会变成什么样子吗？

大家可能大都意识到了近年来助人事业士气低落的程度。当然，士气低落有很多原因，在上面的讨论中我提到了一些。现在我不禁想到造成士气低落的另一个重要因素，那就是过去的二三十年中甚嚣尘上的对动机所做的心理学和病理化的分析。我相信这些诠释对治疗师的生活构成产生了真正的影响，这些诠释充满陈词滥调，并导致了之前提过的意志瘫痪。

因此，也许我们现在应该找到全新的方式来恢复那些有意识动机的表达，提升它们，使之足以代表我们真实的生活和工作。也许我们现在应该重拾献身精神，想方设法，互帮互助地推崇献身精神（当然要献身于纠正社会不公的事业，而非献身于某些乌托邦式的空想）。

所以，以上就是我大致的想法和理念，我真希望我已经说得够明白了。但我还想补充一点，就再分享一个想法而已，它也说到了有意识的动机，而且不是病理化的分析。米歇尔·福柯（Michel Foucault）在一次访谈中说："人生和工作的最大乐趣就是成为一个和以前不一样的人。如果你开始写一本书的时候就知道你最后要说什么，你认为你还会有勇气写下去吗？写作如此，爱情如此，人生亦当如此 [1982；马丁（Martin）等，1988]。"

　　我很欣赏这种情操，并试着换一个说法：如果在开始治疗对话的时候，你就知道它在什么时候应该结束——对于这段对话将如何改变你的人生也已经未卜先知，你觉得你还会有勇气继续下去吗？

第四章

督导和利用"反移情"

用缺席却隐含的价值发展丰厚的人生故事

治疗师们常常会在工作中以令人不安的方式受到触动。例如他们会感到困惑、受伤、失望，乃至绝望。治疗师还可能对来访者产生强烈的情绪，并认为来访者有着很负面的动机。有时候，这说明治疗师正因为权力运作而被剥夺资格或者受到贬低。有时候，这些痛苦的经验源于人们通常所说的"反移情"。反移情现象，指的是治疗师将自身受到压抑并且往往被遗忘的情绪直接指向了来访者。如果是第一种情况，重要的是协助治疗师识别并命名那些支配他的权力运作，并鼓励他或她寻找合适的方式在治疗情境中明确地应对他所揭露的权利运作。如果是第二种情况，可以以"反移情"现象为切入点来帮助治疗师发展丰厚的故事。

▨ 如何发展丰厚的故事

当治疗师就"反移情"现象寻求督导时，督导可以选择以治疗师的反移情反应为切入点，来帮助治疗师发展丰厚的人生故事。那么首先，督导可以鼓励治疗师去探究：①来访者的哪些表达让他产生了反移情反应。②来访者的这些表达到底说明了什么。督导要重点询问：这些表达意味着什么被赋予了价值，什么受到了珍视。例如：

- 来访者直接表达出某些治疗师所看重的价值；
- 来访者表达出一种痛惜之情，痛惜某项极为看重的价值的缺失；
- 来访者表达出痛苦或折磨的感受，这暗示了某项其看重的价值的缺失。

督导支持治疗师去详细描述到底哪些情形被来访者赋予了价值。接着，督导可以和治疗师做一次访谈，涵盖以下问题：

- 在详细描述这些被来访者赋予价值的情形时，对于生命和自我身份认同，治疗师在内心唤起了什么样的意象；
- 这些意象激发了治疗师生活经验史中的哪些共鸣；
- 这些共鸣意味着在治疗师的生命历程中，他自己对什么情形赋予了价值；
- 治疗师是如何与他所赋予价值的情形维持关系的。

这些探索性的问题设置了一个场景，让治疗师在更广阔的范围内认识到自己所坚守的价值以及自己是如何做到这份坚守的。同时也能让治疗师对来访者坦诚：自己的人生是如何被来访者的表达所触动的。

朱迪的反移情痛苦和温暖重聚

举一个我与朱迪的督导案例吧。在督导会面时，她说最近转介过来的一个来访者家庭让她极为不安。因为在与这个家庭的治疗对话中，她体验到了"相当负面的心理反应"，这让她很痛苦。而且她还一头雾水：实在想不出治疗对话中发生过什么，足以解释她对这个来访家庭的负面反应。经过一番努力，她终于想起治疗对话中自己曾对这个来访家庭的家庭成员的动机进行过一些负面的解读，然而这么做是有违她的价值观的。

于是，我邀请朱迪与我对话，帮她去理解这次经验的意义。我鼓励她分辨来访家庭的哪些表达引发了她的"负面的心理反应"。我还让她描述这些表达触发了她内心什么样的生命与自我身份认同的意象。第三步，我让她猜测她的生活经验史的哪些部分可能与来访家庭的表达产生了共鸣。最后，我要她反思这些共鸣如何在某种程度上深深打动了她。

当朱迪努力思索到底是什么触发了她的反移情时，她突然意识到来访家庭的父母接纳女儿时那种意味深长的表达吸引了自己。治疗的谈话演变成一场家庭重聚：这个女儿一度被逐出了家庭，如今她终于同意出席这次会谈，于是这个家庭就当着朱迪的面重聚了。朱迪在尝试描述这场重聚所触发的内心意象并回顾她的个人历史时，发现这个家庭唤醒了她记忆中截然相反的个人经验：她被自己父母所排斥的痛苦回忆。我问她：为什么被父母排斥所引发的痛苦会这么强烈，为什么在与这个特定的来访家庭会晤时会激发这种痛苦？朱迪终于道出了内心对于被认可和被接纳的强烈渴望，并意识到自己的痛苦就源自这种渴望。她一直都强烈地渴望被认可和被接纳，对此她几乎没有意识的察觉，也不曾公开承认过。这就是为什么这个家庭的互动方式会如此强烈地打动她的原因。

人类的任何表达里都有缺席却隐含的内容——对心理痛苦的体验总和某些价值相关。在某种程度上，人类的每一次回应都见证了人们所珍视的价值；痛苦总是和某些价值有关。因此可以说朱迪的痛苦见证了她所珍视的价值：对于被认可和被接纳的渴望。我很清楚，尽管朱迪有过糟糕的家庭经验，却仍然坚守着对于"被认可和被接纳"的渴望。我想知道在她的人生路上，她是怎么做到一直坚守这份"被认可和被接纳"的渴望的。经过讨论，朱迪回想起自己与某位同学父母之间的联结。有段时间，这位同学的父母把朱迪纳入了他们的家庭生活，让她深深感到被认可和被接纳。当朱迪一家搬去另一区时，这种联结和融入的体验戛然而止，朱迪也失去了和同学父母的联络。

想到这儿，朱迪认为可以去试着打听一下同学父母的下落，她满腔热情地想告诉他们：对当年那个小女孩而言，他们的接纳是如此的举足轻重，也正是他们当年的接纳支持着她在这些年里一直坚守这份对于接纳的渴望，绝不放弃，痴心不改。朱迪相信，如果能亲口感谢他们对她人生的贡献，相当于再一次表达和确认了自己对被接纳的渴望，这会对她很有帮助。而且自己也一定会深受感动的——再次见到同学的父母，情真意切地致谢，并强调有了他们，才有自己的坚持。此外，她还计划要感谢那个来访家庭的家庭成员们，正是他们重聚时的表达给了她生命的感动。朱迪没花多少工夫就和老同学的父母联系上了，并进行了一次相当棒的团聚。当朱迪和来访者家庭的治疗工作进入尾声时，她也明确感谢了他们对她人生所做的贡献——他们开启了一些新的可能性，让她得以承认自己的渴望，并采取行动来重新体会了人际的亲密与温暖。

对我来说，这个故事说明了我们该如何利用"反移情"现象。我对这个现象非常感兴趣。我感兴趣的是来访者的哪些表达激发了治疗师的反应，而治疗师的痛苦或不安又诉说了什么，即治疗师所珍视的价值到底是什么。正如我说的，每个表达都有"缺席却隐含"的内容：我们的不安总是和能让我们安心的情形有关。因此，我很有兴趣知道，能让我们安心的情形是什么。所以和朱迪对话的时候，我会问她被激发的生命与自我身份认同的意象是什么。我想知道这些意象触发了她个人历史中的哪些共鸣。我也想知道这些共鸣反映了她看重什么价值，以及她是如何坚守自己所看重的价值的。这一系列的问题就这样设置了一个场景，让朱迪能在更广阔的范围里看到自己身为治疗师一直坚守着什么样的价值，也让她承认来访者家庭如何给了她生命的感动。综上所述，我想说的是，所谓的"反移情"可以开启一扇大门，帮助治疗师发展更加丰厚的人生故事，并产生更加深刻的感激之情。

第五章
利用阻抗反思治疗师的技巧

帮助来访者跨越最近发展区

治疗师用"阻抗"一词来解释一系列的现象，因此，当我们谈论"阻抗"的时候，用复数形式更为恰当——即各式各样的阻抗。例如，当治疗师因为以下原因处理不当时，就可能遇到阻抗：

- 治疗师对来访者的文化和种族背景缺乏敏感；
- 治疗师对当地文化中的政治因素缺乏充分的意识。这些政治因素包括：种族、阶级、异性恋霸权、性别（包括变性手术）、弱势群体，以及因为残疾或权力剥夺而被边缘化的群体；
- 治疗师不自觉地支持了现代社会中的规范标准，贬低来访者多元化的生活方式；
- 治疗师将理想化的人生信条强加给来访者，这和来访者的生活毫无关联；
- 治疗师提出的解决方案不符合来访者的价值观或愿景。

如果遇到以上情况，那么"阻抗"就是一个信号，表示治疗师应该把工作暂停一下，和来访者或者督导开诚布公地讨论阻抗，这么做是为了：

- 承认阻抗所代表的意义；
- 让来访者或督导充分意识到阻抗的意义；
- 让治疗师在治疗对话谈到来访者所求助的困境及相关治疗经验时，明确讨论阻抗的意义；
- 让治疗师寻求更多与来访者合作的方式来进行治疗。

人们还普遍把阻抗解释为当治疗师试图协助来访者达成他们明确想要的改变时，遭到了来访者的拒绝。对这种阻抗有着很多的解释，有人断定这是因为人们总想努力维持现状。

■ 如何理解改变的本质

为了成功地摆脱生活的困境，人们往往需要做出相当大的改变。做出生活的重大改变是一项要求很高的成就。它需要人们：①跨越已知的生活方式和可能实现的全新生活方式之间的差距（这个差距往往看上去像鸿沟一样难以跨越）。②拥有更高的主观能动性。

主观能动性是人们主观认定"能够对自己的人生施加影响"后的结果；换句话说，人们主观认定自己可以做到以下 2 点：①完全自主地形成价值观和意图，主动自觉地介入自己的生活。②自己的存在至少会让这个世界做出哪怕些许的反应。根据俄国心理学家列夫·维果茨基（Lev Vygotsky）的理论，他将已知的生活方式和潜在的生活方式之间的差距理解为"最近发展区"。维果茨基的研究（1986）主要针对早期儿童学习，但"最近发展区"的概念适用于任何阶段和年龄的学习过程。

■ 什么是最近发展区

维果茨基认为，一切学习都是一种社交和人际关系上的成就，学习是社会合作的产物，这种社会合作能帮助人们架设桥梁去跨越最近发展区。在架桥和跨越的过程中，人们通过完成可控的学习任务而不断进步，慢慢地、逐渐地从熟知的世界跨越到了可能实现的全新世界。这些可控的学习任务可以划分为：

- 低层次的进阶任务：鼓励人们描述他们世界中特定对象和事件；
- 中间层次的进阶任务：鼓励人们将特定的对象和事件联系起来，形成联想之链或者"关联关系"，最终牢固地绑定这些对象和事件之间的连结关系；
- 中高层次的进阶任务：鼓励人们去反思上述的联想之链，从而得出对于特定现象的认识和领悟；
- 高层次的进阶任务：鼓励人们把这些认识和领悟从具体和特定的情形中抽离出来，形成关于生命及身份认同的抽象概念；

- 最高层次的进阶任务：鼓励人们根据内心所形成的概念来预测特定行动的后果，并在此基础上鼓励人们事先规划，积极行动。

人类的概念学习是合作学习的结果，它为人们有效管理自己的生活和人际关系提供了坚实的基础。而概念的学习也为主观能动性的形成打下了基础。

■ 帮助来访者跨越最近发展区的治疗技巧

治疗师的任务就是架设桥梁，帮助来访者跨越最近发展区。架设桥梁就是让来访者得以逐步脱离已知的世界，并渐渐接近可能实现的新世界。

当治疗师努力协助来访者达成他们明确渴望的改变时，来访者的某些行动可以被看作对治疗师的拒绝，这种拒绝可以理解为来访者在某种程度上：①困在已知的世界里。②没有体验到有效的社会合作能帮助他架设桥梁跨越最近发展区。对此，治疗师应该保持警觉，因为这表明：要么治疗师没有充分展现出架设桥梁的治疗技巧，要么治疗师在特定人群的特定问题上已经达到自己能力的极限。

有些被定义为"阻抗"的现象往往给治疗师敲响了警钟，或者凸现了治疗师的局限，鼓励他或她寻找方法去突破这些局限。我想在这里举一个简单的例子[1]。

是我治疗过的一个个案，案主是一位遇到了很多麻烦的年轻人。大家都觉得他思维缺乏深度，"脑筋死板"，完全没有能力预知自己行为的后果。他和警方、学校及家庭都有冲突——他的家人正在考虑是否把他送去寄养家庭。当我和他以及他的家人坐下来谈话并问了他几个问题后，我立刻明白自己应该扮演什么样的重要角色了，那就是帮助他从"已知的世界"跨越到"潜在的世界"，因为他对人生或身份认同没有形成任何的概念，不能用概念思考，所以既无法体验到主观能动性，也无法自觉自愿地介入和改变自己的生活。

通过这次谈话，他生平第一次意识到一个熟悉的词汇在他心目中的价值。容我简短地解释一下到底发生了什么。在这个案例中，家人已经与这位年轻人断绝了联系，我想知道这件事给他造成了什么样的影响。他从来没有谈论这个话题，也没有反思过这件事和他的行为到底有什么联系。因此，我请他反思一下：家人和他断绝关系对他有什么影响，他感觉到了什么。他说他感觉自己不是太开心。这是他第一次说出内心的感觉，这份感觉成了他进一步反思的基础。于是，我问他为什么会不开心，他只是耸了耸肩。于是我问他母亲："你猜弗雷迪为什么会不开心？"她说："因为他会错失一些东西。"我问："错失什么呢？"她说："归属感。"我转头问弗雷迪："你同意这个说法吗？"他点了点头并第一次用了"归属感"这个词。我接着问："弗雷迪，你刚才提到了归属感，那它具体是什么意思呢？"渐渐地，他学会了使用这个概念。谈话快结束的时候，他谈到他对别人的暴力如何"借走了他的归属感"，他对"借走他的归属感"感到不开心。现在，归属感对他来说是一个可以思考的概念了。于是，对于自己的行为和暴力所导致的困境，他终于有了一个可以采取行动的概念基础。

我认为，治疗师的任务就是架设桥梁，为来访者跨越最近发展区做出贡献：让来访者有机会从熟悉的词汇出发，最终形成关于生活和身份认同的概念。按照维果茨基的理论，正是概念的学习让我们得以继续生活，并以某种方式调整自己的生活。

我想说：每当来访者觉得迷惘或者不知所措的时候，我们常常将之诠释为"阻抗"。我认为，这恰恰是治疗师的责任。如果来访者感觉迷惘，我认为治疗师在某种程度上应该对此负责：我们没有提供足够好的桥梁让来访者跨越最近发展区，看到人生全新的可能。因此，这激励着我们反思自己的治疗实践：或许我们对跨越最近发展区有所忽略，没能充分展现我们的技巧。或者在最近发展区的架桥技巧上，我们已经达到极限，需要通过和同事或他人的讨论来寻找方法突破极限。我认为，当来访者对于如何改变现状，达成想要的目标一筹莫展的时候，治疗师也常常将之诠释为"阻抗"。来访者的改变的确要跨越一个鸿沟。我认为，治疗师必须提供合作，帮助来访者逐步远离已知世界，去发现潜在的新世界。从这个角度看，我认为"阻抗"的概念其实能鼓励治疗师去反思自己的治疗技巧。

---

1 第八章详细地描述了这个治疗案例。

第二部分

叙事疗法的实际运用

Special Topics in Therapy

第六章
治疗神经性厌食症

对麦克·怀特的访谈

叙事治疗师常常运用外化的治疗实践来帮助患有神经性厌食症的来访者挽回生命。能否请您解释一下为什么外化的技巧在治疗神经性厌食症时是重要的

外化对话能帮助来访者描述他们问题的特征。这样的特征描述过程会比较贴近当事人的体验。治疗师会支持来访者运用自己的词汇和隐喻来描述问题的特征。这么做的目的之一是帮助来访者将原本不可名状的东西变得清晰可见。如果不进行这种特征描述的外化对话，来访者会误以为神经性厌食症这类问题是他生活的全部。当来访者无法看清神经性厌食症之类的病症有哪些特征时，他或她就意识不到病症的影响范围是有限和具体的，或者病症有开始的时候，也有结束的时候。外化的对话让来访者发现自己求助的问题原来是有边界的。因此，外化对话的目的就是让来访者描述问题的特征，发现问题的界限或边界。这样一来，他们所求助的问题就成为一个孤立的实体，不再占据来访者生活的全部。

外化对话的目标是以一种清晰可辨的方式来给问题起名字吗

我认为重要的是，在外化对话的初始阶段治疗师要花点时间"闲逛"，即鼓励来访者不仅仅给问题起名字，还要详细丰富地描述问题的特征。我觉得外化对话的主要目标之一就是要详细丰富和外化式地描述问题的特征。来访者在描述问题特征的时候，往往会给问题起各种各样的名字。根据我的经验，在治疗谈话中问题只有一个名字的情况是相当罕见的。

由于"神经性厌食症"是困扰着许多女性和部分男性的此类问题的流行叫法，在外化对话之初，我们可以暂时选择用这个词来展开讨论，以方便来访者对问题的特征进行丰富的描述。当然，神经性厌食症的具体情况是千人千面的，因此在外化对话中，来访者也难免会提出一些其他的说法。这些说法可能包括"完美主义""一丝不苟""期望值"。随着治疗过程和对话的展开，为了给他或她的问题以一个外化的定义，来访者常常会在一系列说法中来回变化。这是因为治疗师会始终鼓励来访者不断地去寻找更贴近其体验的外化定义，直到找到与来访者目前遭遇的问题最为相关的说法为止。

接下来该做什么呢

治疗师要不断地提问，帮助来访者找到更好的问题描述，这促使来访者成了自身问题的"调查记者"。接着治疗师要帮助来访者拓展记者这一角色，让来访者去详细描述：

- 神经性厌食症的后果（或者让来访者找到自己所偏好的外化定义）；
- 神经性厌食症的具体操作和发作方式；
- 这些操作和发作对来访者的生活造成了什么后果；
- 这些后果说明神经性厌食症打算怎样影响来访者的生活和人际关系。

接下来，治疗师可以帮助来访者进一步拓展调查记者的角色，即鼓励来访者揭露促成神经性厌食症的生活背景，亦即曝光助长"神经性厌食症"的有关生活和身份认同的文化论述，例如曝光这些文化论述是怎么指导人们看待自己和人际关系的，曝光社会习俗是如何参与共谋的等。这类外化对话能很好地帮助来访者看到生活中这些社会势力的政治运作，我认为这是治疗的首要任务。

描述来访者和神经性厌食症关系的外化对话会呈现出什么样的隐喻

请牢记在描述来访者与神经性厌食症之间的关系时，关键是治疗师要避免将特定隐喻强加给来访者。外化对话并不是由治疗师来提出现成的问题描述，或是界定来访者和问题之间关系的既定说法。正如人们会用各式各样的说法来描述他们所求助的问题，人们也会运用各式各样的隐喻来描述他们与问题之间的关系。在外化对话中，治疗师会鼓励来访者去发展自己独特的隐喻来界定其与问题的关系，并关注运用这些隐喻后自己会如何改变应对问题的方式。我认为治疗师的立场是，我们不应该自居主导地位去界定来访者和问题的关系。

我认为虽然治疗师不应该将现成的隐喻强加给来访者去界定他们与问题之间的关系，然而对于选择赞同来访者提出的哪项隐喻，治疗师却责任重大。举例而言，来访者可能想要用战斗或者竞赛的隐喻来描述他们和神经性厌食症之间的关系——例如"我要为生存而战""这是一场殊死的斗争""我一定要战胜厌食症"。然而仅仅这些隐喻不足以概括他们与问题之间的关系，也不足以界定治疗师的任务。人们往往还会提出许多别的隐喻，我们对此必须特别留意。例如，除了战斗或者竞赛的隐喻，人们还会说要从神经性厌食症手中拿回自己的生活，这属于"挽回"的隐喻。或许某人可能会质问神经性厌食症对自己的生活施加的种种限制，而这些质问往往以"抗议"的隐喻来表达。又或许某人可能会说"要把生活从水底捞出来"——这是航海的隐喻。治疗师还能在对话中听到与地理相关的隐喻，例如来访者可能会说到他征途漫漫，要一步步削弱神经性厌食症的影响。我的经验是人们往往会同时运用好几种隐喻来描述他们和问题之间的关系以及他们想要完成的任务。

是不是不同的隐喻会带来不同的效果、可能性和风险

是的。人们描述他们与问题之间关系的隐喻会对他们的行动和经验产生重大影响。而且不同的隐喻对于人们与问题之间关系的紧张程度也会有重大影响。例如，针对神经性厌食症，战斗和竞赛的隐喻会增加来访者与问题之间的紧张程度。这些隐喻鼓动来访者与神经性厌食症进行激烈的交战。而其他的隐喻则会让人们以相对不那么紧张激烈的方式来应对神经性厌食症，这种缓和的方式反而更容易促使来访者去采取我先前提到的调查记者立场。

调查记者的立场提倡来访者与问题之间保持更加超然的关系。尽管调查记者往往也有自己的政治目的，但是他们并不打算和对手缠斗。在关于神经性厌食症的治疗对话中，采取调查记者的立场能让来访者充分地揭露问题，并揭示出与问题相关的文化论述、这些文化论述如何操作并导致问题的发作，以及问题背后的社会政治

背景等。我所说的超然的关系，不是指超然于来访者经验之外的"学院式"立场。相反，外化对话让来访者可以更清楚地看到他们生活中政治运作，并对此做出更充分的表达。调查记者的立场还提供一个平台，让来访者得以：

- 下定决心，采取行动来挽回自己的生活；
- 或者削弱神经性厌食症的影响；
- 或者反抗神经性厌食症对他们的索求；
- 或者根据任何其他的隐喻去做相应的工作。

神经性厌食症带给当事人的各种担忧——对于身体形象、思想观念、欲望需求、情绪表达、姿势手势等的担忧，往往会让来访者与问题之间的关系变得很紧张。因此，让来访者和神经性厌食症之间关系加倍紧张的隐喻就会带来很大的风险，因为它会让神经性厌食症显得更为强大，难以抗拒。

假如来访者说自己在为生活而战或在与神经性厌食症做斗争，怎么办

有时候神经性厌食症会让来访者想要使用战斗、征服或者为生存而战的隐喻。这些隐喻把神经性厌食症形容为一个暴君，正在压迫来访者的人生。重要的是，我们要尊重来访者这些"为生存而战"的体验。但我对战斗或者竞赛的隐喻有些顾虑，不是说不允许来访者使用这些隐喻来界定他们和问题之间的关系。我认为治疗师可以承认来访者的这类体验，并且体会这种说法对于来访者的意义。然而如果治疗师仅仅赞成这一种隐喻，同时忽视了来访者界定与问题的关系以及界定自己的任务时所使用的其他隐喻，这么做就会有风险。

风险之一是会增加来访者与神经性厌食症之间关系的紧张程度。然而风险还不止这些。如果来访者的诉求是彻底消灭神经性厌食症，那么一旦复发，哪怕程度较轻，会发生什么？是否意味着来访者就成了战斗或者竞赛中的失败者？一旦来访者这么想，难免会加重内心的绝望和无能感，感觉自己是如此的失败、无力、不堪。更何况，神经性厌食症患者的生活方式本来就是孤立的，战斗或者竞赛隐喻的风险在于它们会加剧这种孤立。进一步地发展这些隐喻最终会导致堡垒心态：躲在堡垒心态里的人会变得尤为脆弱和孤立。而且，我认为当治疗师在治疗对话中鼓励人们去采用战斗或竞赛隐喻时，我们必须保持伦理上的顾虑：我们真的打算去支持这些

战斗和竞赛隐喻背后的文化论述吗？

如果一个人的确用了战斗或竞赛比喻来描述他和神经性厌食症之间的关系，我们可以保持敬意，充分尊重这种说法，但不要花工夫去鼓励来访者进一步发展这种隐喻。即便来访者在对话中强烈地表达了战斗或竞赛隐喻，他也还是会提到其他的隐喻，而这些隐喻的潜在危害性会小一些。

为什么不鼓励来访者的"堡垒心态"很重要

如果我们的回应不够小心，会无意间增加而不是减少受问题困扰的来访者的孤立感和脆弱感，这会让他们觉得自己更容易被神经性厌食症所影响，而不是相反。例如，如果治疗师运用某些受害者式的文化论述来指导治疗对话，就会不经意地助长堡垒心态。举个例子，有位来访者说起朋友和自己决裂的事情，他或她说这件事让他或她遭受了心理创伤，而这些朋友非但不能理解他或她的痛苦，反而认为他或她应该尽快放下这件事。此时，如果治疗师也加入来访者来大谈这些朋友如何的不地道，并把这些朋友的行为解读成对来访者的背叛或者贬低，那么治疗师对于来访者困境的这种反应反而会进一步助长来访者的孤立感或脆弱感。当这种脆弱感愈演愈烈的时候，就会导致我说的"堡垒心态"，即来访者感觉自己不断遭受着外部世界负面力量的侵犯，并且永远处于这种危险之中。这样一来，对治疗师的依赖就成了来访者生活的中心，而来访者也会因此减少自身的主观能动性。

治疗性对话会不经意地强化来访者的孤立感和脆弱感，无意间促成"堡垒心态"。对于这种风险治疗师应时刻保持必要的警惕，尤其在针对神经性厌食症案例时。

在治疗对话中，每当堡垒心态出现的时候，来访者不是被看作"受害者"就是被视为"英雄"。这两种概念都会削弱来访者。"我是英雄"同样是一种让人变得孤立的概念。当来访者被推崇为英雄，正在抵御强悍的敌手时，这种解读会鼓励来访者形成一种"完美自我"的理想形象——自制、自给、自足……这种身份认同的理解有很强的局限性和孤立感，而这种理解又和酿成神经性厌食症的生活理念息息相关。

如果厌食症或厌食症生活方式的某些方面是来访者喜欢的，怎么办

事实上，很少有人会对某个问题采取非黑即白的极端立场。在外化对话中，治

疗师会让来访者描述问题的特征，以及问题造成的后果。接着治疗师会让来访者反思自己的这些说法，并对问题做进一步的描述。治疗师可能会这么问："这表明问题打算如何影响你的生活——它的目的或者未来规划会是什么？"接着治疗师还可以问来访者，对于他或她的问题及问题造成的后果，你的感受是什么。通常，来访者不会持有非黑即白的极端立场。大多数情况下，来访者会被问题所带来的某些影响所吸引，但并不喜欢问题的其他影响。这就不是非黑即白的立场。

承认这一点真的很重要。这意味着当来访者能全面地说出生命体验的复杂性时，治疗师要特别对他们加以鼓励。来访者会说厌食症和厌食症式生活方式给他们的生活带来的诸多困扰，比如感到被孤立，体会到自己的身体形象、才智形象、心理形象、情绪形象、社交形象受到限制等。然而来访者往往也会谈到神经性厌食症的生活方式关乎于某种他们所喜欢的唯美生活方式。而这种唯美生活方式既代表了他们的生活意愿，也代表了他们的价值观。如果我们不希望在治疗情境中孤立来访者，那么尊重他们这种并非非黑即白的看法就非常重要。

尊重来访者并非非黑即白的看法会带来什么样的影响

让来访者要么百分百地支持神经性厌食症，要么百分百地反对神经性厌食症，他们是很难做到的。如果治疗师迫使来访者采取如此非黑即白的极端立场，那么他们挑战神经性厌食症的每一步都会给他们带来极大的不安和困扰。

如果治疗师保持开放的心态，允许年轻的来访者表达厌食症生活方式所具有的积极价值，那么外化对话就可以变得非常丰富和深刻。原因之一是：如果治疗师承认来访者所看重的生活方式，那么来访者就更容易地看清哪些生活方式是他们不想要的，而正是这些不想要的生活方式在限制和控制着他们，让他们几乎不可能拥有正常的生活表现。对这两者的辨别和区分可以同时进行。

对于因神经性厌食症而挣扎的人们而言，"生活是审美的对象"的观点很重要。从某种意义上看，这和"人生就是一件艺术作品"的观念类似。承认这一点可能会有些争议，然而对于某些人而言，厌食症式生活方式的某些方面与唯美的生活方式有关，这对他们非常具有吸引力。

治疗师可以小心翼翼地开展治疗性对话，让来访者能够描述和表达自己看重和渴求的生命美学观点。治疗师可以尊重并进一步发展这种生命美学观点，但同时又要让来访者设法摆脱神经性厌食症对生命的高度威胁和严重限制。

为什么去发掘来访者所看重和渴求的生命美学观点是重要的

和其他治疗性会谈一样，倾听来访者所看重的价值可以提供咨访合作的基础。神经性厌食症所威胁的生命层面不可能占据一个人生活的全部。来访者总会有一些与威胁和限制其生命的问题背道而驰的生命表达，尽管一开始要找到这种矛盾之处并非易事。在倾听来访者描述和阐述问题的操作方式和发作情况时，我们要注意聆听那些与问题不一致的生命表达，这才是关键所在。

这些替代性的表达同样也来自人们的价值观和生活愿景。治疗师可以通过治疗性对话来追溯这些价值观的社会史和人际关系史。来访者的这些特定的技巧和知识往往来自他们和别人交往的经历。于是，治疗对话能就开启更多的可能性，让来访者意识到他人的声音并因此有更多与他人的联结感。这种对话的过程非常关键，它能丰富地描述来访者所偏好的身份认同故事，以及这些故事是如何与来访者生命中的重要他人相关联的。因此它提供了一片来访者可以驻足的全新领域，在这里来访者更容易摆脱神经性厌食症的限制。

随着故事改写过程的展开，对于将自己推向厌食症生活方式的某些生活美学观点，来访者往往也可以从替代性的故事里找到联结。例如，如果来访者把生活视为审美的对象，或者一件艺术作品，那么治疗师可以让来访者将这些生活美学观点联结到替代性的故事里。让他们催生与他人的联结感而非孤立感，体会自爱而非自我限制。追溯人们所看重的生活美学观点的社交史和人际关系史，可以让来访者驻足于一个身份认同的全新领域。在这片领域里，来访者可以在他人的支持下，采取步骤从神经性厌食症的严重消极影响中挽回自己的生活。

第七章
治疗施暴男性

　　本章所述的治疗模式，主要针对曾经对女性施加暴力的男性来访者[1]。本章会说明指导我们采用这种治疗模式背后的假设是什么。本章还会提供一份与这类男性来访者展开对话的指引"地图"，以及这类治疗对话所形成的治疗性文件。

■ 确保妇女儿童的安全

　　在与施暴男性进行咨询之前，治疗师首先要确保妇女和儿童的安全。牢记这点非常重要。在引导男性来访者开始本章所述的探索之旅前，治疗师必须采取措施保证相关妇女和儿童的安全。而且，为了不断检验与施暴男性对话的效果，治疗师在对话中还要与这些施暴男性探讨男性对于女性和儿童该负什么样的责任 [参阅豪尔（Hall，1994）；塔马塞塞和沃尔德格雷夫（Tamasese & Waldegrave，1993）；塔马塞塞，沃尔德格雷夫，图哈卡和坎贝尔（Tamasese，Waldegrave，Tuhaka & Campbell，1998）；怀特（White，1994）]。本章所谈论的治疗模式必须以妇女儿童的安全为前提。

■ 明确治疗的基本假设

　　下文将提出的所有假设都不会对施暴男性做出普遍化、单一化的结论。这类并非一概而论的假设可以开启很大的讨论空间，好让这些施暴男性不必用他们的暴力行为来界定自己的身份认同，只有这样他们才能对自己的暴力行为负责。其中，治疗的基本假设是：

- 被引介来咨询的施暴男性并不是他们暴力行为所涉及的权力技术的发起者；
- 被引介来咨询的施暴男性也并不是我们文化中关于男性、女性、儿童身份认同的建构者，而是我们文化中被建构出来的身份认同影响了他们的暴力生活方式。

这些施暴男性的暴力行为所涉及的权力技术和被建构的身份认同是当前社会关于男性文化的文化论述的产物[2]。男性文化的这些文化论述声称是基于客观现实的普世真理，而这些所谓的普世真理涵盖了：

- 男性、女性、儿童的身份认同（比如，什么才算是男子汉气概）；
- 人生的本质、世界的本质（例如，什么才是两性关系的"本质"）；
- 世界的秩序以及以重要性程度区分的社会等级体系（例如，男性权力的本质）。

男性文化的文化论述总是在设定规则，给予男性文化的特定知识以高高在上的特权，将女性和儿童的知识地位贬为知识等级体系的底端。这些规则还规定了：

- 什么才是"合法的知识"；
- 谁可以掌握这种知识；
- 这些知识存储在哪里；
- 这些知识在什么情况下才可以被表述出来；
- 这些知识应该由处于什么社会地位的人在什么地方表述出来。

施暴男性是社会支配体系的共犯和被收编的学员

我们说了，治疗的基本假设认为这些施暴男性并非权力技术的发起者，也不是男性、女性、儿童的身份认同的建构者。这些基本假设引导我们得出了下一项假设：这些施暴男性事实上充当了文化论述所塑造的社会支配体系的共犯。我们还进一步假设：这些施暴男性是被社会支配体系所收编的学员，即他们都经历过一个社会支配体系的学徒期，才逐渐学会这种暴力生存方式的。

施暴男性是社会支配体系的共犯和被收编的学员的假设并不否认他们由于暴力侵犯他人生活而应该承担的个体责任。但是共犯和学员的假设所真正支持的结论是男人们（作为一个群体）应当共同承担以下的责任：

- 男人们应该坦诚他们的暴力行为;
- 男人们应该努力揭露男性文化的文化论述;
- 男人们应该对他们的暴力行为做出修复和补偿;
- 男人们应该致力于发展非剥削、非暴力的生存方式和人际关系。

男性的施暴行为存在着个体责任和共同责任

基于以上的假设,在与施暴男人们会谈时治疗师就"责任"进行思辨会很有帮助。治疗师首先应该承认,鉴于施暴男性用暴力行为侵犯了他人生活并造成了相应的后果,对此的责任应该属于他们的个体责任。治疗师还应该意识到,其实还有一些责任理应属于所有男性的共同责任,即应该由施暴男性以及其他男性们来共同承担。这种区分责任的假设所指导的治疗模式能够做到:

- 避免以羞辱的方式,或者"质问"的方式(即要求他人包括治疗师对施暴男性进行强势的质问)来对待施暴男性;
- 避免让施暴男性感到自己的身份认同早已被盖棺定论了;
- 设定情境让施暴男性来批判自己的施暴行为和思维方式。

熟知社会支配体系的技巧、运作和建构

在与施暴男性展开咨询时,治疗师应该事先了解以下的内容。

- 男人们用来推卸罪责的常用技巧(比如轻描淡写、矢口否认、怪罪他人、寻找借口)。
- 显性或者隐性的权力运作(例如:将个人历史进行重新诠释或者将人视为孤立的个体;运用双重标准的策略;将特定个体视为例外的策略,将治疗师牵涉在内的策略;恐吓的手段;对他人横加评判的策略……)。
- 与权力运作相关的生活和性别身份认同的建构(比如,认定某种身份认同下该有什么样的态度、思维定势、形象、观点、思维方式等)。

治疗师可以通过某种方式向来访者表明自己早已熟知这些技巧、运作和建构,而并非蒙在鼓里。例如,当治疗师遭遇了隐性的权力运作的时候(例如来访者把治疗师视为例外——"你是唯一懂我的人",或者来访者利用"凝视"策略,将治疗对

话的焦点进行反转），治疗师可以提议与来访者一起回顾一下，在治疗对话中究竟发生了什么让对话停滞不前。例如：

"我们的对话发生了一些很有趣的变化。一开始谈话的焦点是你的行为，后来焦点很微妙地反转了，变成我是否有足够的能力来帮到你。以前我也遇到过这种情况，我会把这记录为阻碍治疗对话进展的权力运作。事实上，为了应付这种状况，我准备了一份能让谈话奏效的策略清单。让我把这个清单拿过来。我建议我们一起过一下这份清单，以便更好地预测对话中可能还会出现的障碍。如果你同意的话，我建议每当我看到这些障碍的时候，我们就回到这个策略清单并探讨如何给这个障碍起名字，应该如何跨越这个障碍等。这样一来，我们俩就可以成为并肩作战的调查记者了。"

治疗师引导来访者将社会支配体系的技巧、运作和建构外化

还有一个办法可以让对话奏效，那就是引导来访者将社会支配体系的技巧、运作和建构外化。治疗师可以邀请男性来访者通过自己人生经验来进一步揭露这些技巧、运作和建构。男性们应该在生活中经常目睹这些推卸罪责的策略、显性或隐性的权力运作，以及与权力运作相关的生活和自我身份认同的建构，小到本地社区，大到国际政治舞台，比比皆是。我将这种外化的工作称为"大处着眼"。下面的对话地图详细解释了如何进行大处着眼的外化对话。这份对话地图能让男性来访者为自己的施虐或暴力行为负责，提出补偿方案，并尽可能地做出修复。我还将这类外化对话的各种切入点进行了分类。责任是探索的结果，不是探索的起点。

■ 大处着眼的外化对话九步法

方法一：揭露社会支配体系的运作和技巧（从远距离看）

我们可以邀请施暴男性谈论他们对于世界的经验：他们见过哪些社会支配的技巧和运作。"如果男性想要支配女性和儿童，他会有哪些选择？还有哪些支配和胁迫

的技巧和做法供他选择？"在这个过程中，我们可以把施暴男性所揭露的社会支配策略以及他们在何时何地目睹过这些做法等，都——记录下来。

方法二：揭露暴力的策略、技巧和做法（从近距离看）

接着，治疗师可以询问施暴男性到底充当了哪些技巧、运作和建构的共犯，并鼓励他们去反思在自己的生命历程中，他们是通过什么过程学会这一切的。治疗师要把这番对话记录下来，并以这份文件记录为基础来架构治疗对话，探讨施暴男性的暴力行为是否反映出他们充当了社会支配体系的工具或共犯。治疗师可以邀请来访的男性去区分这份文件记录所列举的暴力行为的严重程度：轻微还是恶劣。治疗师还可以让他按从1到10的刻度表来给自己所运用的支配技巧和做法打分。当然，治疗师应该始终明确施暴男性并不是权力技术或者施虐做法的发起者，不过治疗师也有必要指出并记录他充当社会支配体系共犯的一切暴力行为。这个过程可以让我们看到男性的行为是如何受到情境制约的。这种情境化并不是要为他们开脱，更不会把他们盖棺定论为"暴力男"。因为一旦来访者的身份变成了"暴力男"，那他就再也不可能为自己的暴力行为负责了。这个对话过程的目的是为了给施暴男性提供一个反思空间，让他意识到自己可能以某种方式充当了社会支配体系的工具或者共犯。

方法三：揭露将暴力合理化的建构、意义和态度（从远距离看）

治疗师可以邀请施暴男性揭露他们所目睹的男性文化中的哪些表达会将对他人施暴的行为合理化。对此，治疗师并非要对这些男性进行说教。相反，我们鼓励施暴男性自己去观察那些声称男性拥有至高无上地位和权力的态度，并让他们有机会去命名、分类和记录这些态度。

方法四：揭露将暴力合理化的建构、意义和态度（从近距离看）

尽管这种对话会很艰难，但它能支持来访者揭露出自己曾经用过的将暴力合理化的建构、意义和态度，并意识到自己到底成了哪些建构、意义和态度的工具或者共犯。

方法五：识别哪些经验让施暴男子成了支配性文化的共犯、成员或工具

接着我们可以询问来访者，在他的生命历程中他是如何学会这一切的。"当初你是怎么学会这些暴力做法的？你曾经目睹过什么？你是什么时候第一次见识到这种支配性的技巧？你是如何学会这一套的？"但在整个对话过程中，治疗师还是要始终明确：来访者不是这些策略、技巧、建构、意义和价值的发起者。

方法六：详细描述暴力对各方和各种关系的长、短期影响（远距离和近距离）

当来访者说清楚了社会支配的技巧和做法，承认了将施暴合理化的建构、意义和价值，并有机会认识到他们如何成为社会支配体系收编的学员或共犯后，治疗师要鼓励他们详细描述这些技巧、做法和建构所造成的后果。一开始，治疗师可以先让来访者从总体上去猜测暴力会造成什么样的后果，不要直接谈论他具体的施暴行为。在对话时，治疗师要仔细聆听有什么迹象表明来访者认为施暴行为是关系重大的。因为绝大多数的男性都会对施暴行为的后果轻描淡写，所以一旦听到他们认为施暴行为关系重大时，治疗师就要趁热打铁地询问：他是如何做到如此重视施暴行为的后果的？

在来访者描述了施暴行为的大致后果之后，治疗师可以和来访者一起回顾"大处着眼"对话地图所形成的文件纪录，好让来访者识别出他充当共犯的施暴技巧和做法。接着我们就可以询问这个施暴男性，对于所有利害关系方（女性、男性、人际关系、儿童等）而言，他的施暴行为会造成什么样的后果，包括短期和长期的后果。

除非来访者认定施暴行为的后果十分严重，否则任何道歉的想法都毫无意义。看不到自己行为的严重后果，男人们就很难有机会去尽可能地愈合他造成的创口。

方法七：识别独特的结果或例外：来访者在哪里"划定界限"

在对话的早期，治疗师要留心倾听来访者在哪里划定了界限"我绝不会这么做"。对于什么事是绝对不能干的，男人们都会有他们的底线。当来访者说出他的底线后，治疗师可以用一种非规范化的问话来回应：与其说"这很好"，不如问"为什么呢？为什么不呢？你为什么不会这么干？"而且在对话的任何时点，治疗师都可

以回顾前面列出的社会支配策略清单，并会问"为什么你没有使用其他的施暴技巧？你是怎么做到的？我想了解这一点。"这些问话可以作为起点来架构跨越性的对话："如果这种说法不符合控制的文化，那么它属于什么呢？假如你听到其他男性也这么说，你会管他的这种说法叫什么？"……如果来访者并没有成为某些策略或态度的共犯，就表明他所持有的某些价值观与社会控制和支配体系的某些方面是背道而驰的。这就是独特的结果，也是他进入全新生活领域的入口。

方法八：对非主流故事和生活领域做更丰富的描述

目前，我们所描述的提问方法都在试图解构男性文化的文化论述。正是在这种对话过程中，施暴男性开始体会到他们和施暴者的自我身份认同之间拉开了一定的距离。这个距离就是治疗师帮助来访者发展非主流故事的入口。在外化对话中，当来访者回答"为什么"的时候，治疗师可以从他的答案中找到独特的结果，或者发掘来访者的表述中缺席却隐含的价值，这些都是发展非主流故事的入口。

一旦找到了入口，治疗师就可以运用一系列的叙事实践协助来访者去明确独特的结果的重大意义，并丰富地描述非主流的身份认同故事和非主流的生命领域。其中，治疗师的任务是更丰富地描述来访者所珍视的与施暴生活方式背道而驰的人生态度和生活实践。来访者任何非主流价值观都有它形成的历史。而在这段历史中，他对于处理和妇女与儿童的关系有着完全不同的认识。例如：来访者有可能在别人家里看到过非主流的做法。因此，治疗师可以追溯来访者非主流价值观的形成史。这些非主流的价值观符合来访者关于生存智慧的另类信念或者观点，以及来访者另类的生活梦想或目标。正因为来访者这些非主流的价值观不是平白无故产生的，所以追溯它们的形成历史就显得非常关键。

这些改写的对话是必不可少的，因为它为男人们提供了可以立足的非主流生活领域和身份认同，从这里出发，他们可以激烈地批判自己的施暴和剥削行为，并开始熟悉为人处世的其他方式。在改写对话的过程中，随着这些非主流的生活领域和身份认同的不断产生，男性来访者开始形成与施暴和剥削背道而驰的全新人际关系交往方式。

在改写对话的过程中，来访者逐渐学会了"责任、尊重、善意"等词汇的意义，最终将这些意义提升为生活的概念和原则。正是这种概念学习的过程为来访者负责任的行为和主观能动性提供了基础。

方法九：下一步形成补救的提议，修复能修复的关系

当男性来访者有了非主流的生活领域可以驻足，治疗师就可以和他们谈论该如何进行下一步了。解决问题是一个要求很高的复杂心理过程。来访者需要与自己的直接体验拉开一定的距离才能开始解决问题。为了解决问题，来访者们必须能够在内心：

- 假设或者猜想自己将会采取什么样的行动（要从可行的行动方案里挑选）；
- 预测别人对他们这些假想的行动会有什么样的反应；
- 制订针对意外情况的应变计划（意外情况包括：别人的反应是令人沮丧的，或者别人会否定和贬低他们等）。

因此治疗师必须支持男性来访者们非常具体地提议他们会采取什么行动，预计这些行动会引发别人的什么反应，自己又该如何应对等。该男性在形成具体的行动提议的过程中必须要把确保妇女和儿童的安全放在第一位，并且要对自己曾经施暴的对象负责。不然的话，男性来访者所提议的行动有可能仅仅代表了他眼里更多的爱和关怀，而他人的感受可能会大相径庭。

这里有几点需要考虑。

首先，这个过程要将女性和儿童的安全视为第一要义。我们要设置问责程序以确保妇女和儿童的利益始终是重中之重[参见赫尔（Hull，1994）；塔马塞塞（Tamasese，1998）；塔马塞塞和沃尔德格雷夫（Tamasese & Waldegrave，1993）；怀特（White，1994）]。如果相关的女性不想参与这个过程，那么所提议的行动就不能实施。

第二，让相关女性来设想这些施暴男性应该采取什么弥补行动显然是不公平的。顺序应该反过来，先由施暴男性提议会采取什么样的弥补行动，然后再让女性对提议进行反馈。如果男性的提议没有被他的女性伴侣所接受，那么男性就要回过头去重新修改提议。女性永远没有义务去建议男性该如何行动。施暴男性需要提出非常具体而非泛泛的提议，包含以下内容：

- 在这段关系中，他将怎样变得不同；

- 他会采取什么行动来弥补过失；
- 他会采取什么行动来为自己的过失道歉；
- 他会采取什么样全新的行为方式来确保妇女和儿童的安全。

这个过程还包括探讨和提议男性来访者（们）该采取哪些措施来确保妇女和儿童的安全，并就此征求妇女和儿童的意见。在这个过程刚开始的时候，男性来访者的女性伴侣往往仍然会有很大的顾虑，因此我通常会让其他人来代表那个女性伴侣，或者找到其他人陪着相关的女性和儿童来回应这些提议。同样，我也会经常邀请非本案的其他男性来共同形成这些提议。这些受邀的男性可能拥有过拒绝充当施暴行为共犯的经历，也可能是非常重视妇女和儿童安全的家庭成员（祖父、外祖父，叔叔、伯伯，家里的世交）[3]。

▪ 两份不同形式的治疗性文件

帮助来访者摆脱"控制伦理"的治疗性文件

在此我打算介绍一下在给施暴男性做咨询时会用到的两份不同形式的治疗性文件。第一份治疗性文件是一封信，邀请施暴男性彻底反思一天中的所有行为，并区分这些行为分别受到了什么伦理原则的影响，是控制的伦理还是关爱的伦理[4]。

亲爱的 _____ ：

　　对于我们俩的谈话，我有了些想法，在此附上一个简短的总结。当然它们不是板上钉钉的，你尽可以调整某些提法或者修改列表中的项目。我之所以写这份文件，是为了回应你想要充分了解自己的诉求。我列示了以下的表格，用来区分某个行为到底是属于控制的伦理还是关爱的伦理。这并不意味着有人可以永远只遵循关爱的伦理而彻底摒除控制的伦理。不过想必你自己也很清楚，你的生活严重地偏向于左栏里的控制伦理了，尽管你有能力去做一些重大的改变从而表现出右栏的关爱伦理。我相信建议你去做这个练习会让你尽快重新调整生活的重心，并让你越来越体会到生活的真实感。

在做这个练习的时候，请拿出一本日记本，在每一页中间划一道竖线。每天花 1 小时反思这一天所发生的事情，并把你的行为分别填入左栏和右栏。请特别关注哪些思维习惯和行为习惯会让你表现出左栏的控制伦理，而哪些目标、价值、信念、希望和梦想则会激励着你表现出右栏里的关爱伦理。在做这个练习的时候，请对自己绝对诚实。

此致

敬礼！

麦克·怀特

控制的伦理	关爱的伦理
我说了算	信任别人
重要的是对自己和他人施加控制	重要的是伴侣关系和合作关系
习惯性地对他人做出反应	积极主动地对他人做出反应
自动的行为	自发的行为
维持永不犯错的外在形象	对真理或者自身的错误保持诚实
在情感上与人疏离	在感情上与人联结
认为一切理所当然	保持一颗谦卑之心
控制伦理的构成元素都来自我们的思维习惯和行为习惯。这些思维和行为习惯可能会贻害无穷。将生活交由这些习惯掌控等于听任人生沦为控制伦理的工具	关爱伦理的构成元素来自诚信和一些人际交往的技巧，从而为自己，也为别人的生活开启更大的空间。遵从关爱的伦理可以促进自己的目标、价值、信念、希望和梦想以及最终的行动之间的知行合一

记录来访者发展丰厚的故事的治疗性文件

治疗性文件在发展丰厚的非主流故事中也扮演了重要角色。我认为在与施暴男性的咨询工作中，如果治疗师没有帮助这些来访者发展出丰厚的非主流生命故事，那么我们的任务连一半都没有达成。当来访者觉得能和施暴者的自我身份认同拉开一定距离时，改写的对话过程就可以开始了。正如前文所述，改写的对话会回顾男性来访者非主流价值观的形成史，而这些非主流的价值观与控制和支配伦理是背道而驰的。正是在这种对个人历史的回顾中，友谊、忠诚、诚实、善意和关爱等单词被来访者提升为生命的概念和生活的原则。如前所述，概念的学习能够打下基础，让男性来访者采取行动来尽可能纠正他们所造成的伤害，力所能及去治愈他们所带来的创伤。

在我和悉尼最高警戒等级男子监狱的特殊反暴力小组的一次谈话后，我写了这封跟进的信件。这个反暴力小组中的所有男性都实施过严重的暴力行为。他们也都自愿参加这个小组。心理治疗负责人瑞秋·哈格特邀请我和大卫·丹柏洛夫去访问该小组，并做了一系列的访谈。以下这封信回顾了一次改写的对话，通过这次对话，案主安东尼把自己想彻底改变生活的努力与他生命的几个挚友和重要的人际关系联系在了一起。信中还概述了一个局外见证人团体对这次访谈所做的反思性回应。

亲爱的安东尼：

我们很荣幸在昨天和你见面，并通过谈话认识了你的朋友大卫、你祖父和你妈妈苏珊。写这封信就是想回顾一下你昨天提到的几个故事，好留下一份书面记录。

安东尼，你说得非常清楚：你目前想要扭转乾坤的努力是与你和大卫之间的友谊分不开的。你还谈到他的死如何深深触动了你，让你下定决心要彻底改变自己的人生。你还说了你不想看到朋友们受伤害。

我们聊起了你和大卫的童年友谊。小时候，你们都酷爱运动，喜欢一起踢足球，你的描述栩栩如生，让我们似乎看到了两个孩子在运动场上玩耍的画面。你说大卫"充满活力，心地善良"。好像他还挺逗的，的确，他的幽默感给你的生活增添了色彩。你谈到你和大卫的生命联结代表着"友谊，忠诚，诚实，善意和关爱"。

你不仅仅分享了快乐时光。你还谈到你和大卫与各自继父关系上的共同点。你说继父"对我非常冷漠"，而大卫的继父好像也如出一辙。

后来，大卫的妈妈锒铛入狱，他搬来和你一起住。你让他穿你的衣服。你说"我是他永远的坚强后盾"，而且"每次我感到沮丧时，他都会想法子逗我开心"。你说起有几次他去监狱探望母亲，你就待在监狱外面等他出来。我们在想始终有你陪伴的那段日子对大卫意味着什么。后来，你还告诉我们你们俩是怎样变得情同手足的。

你说大卫和你妈妈苏珊很亲。你入狱后，他会带你妈妈去购物。看起来你俩不止情同手足，大卫简直成了你妈妈的亲儿子了。

后来我们还聊到了你的爷爷，听上去他是个既有趣又善良的人。他常常带你和大卫去踢球，还通晓8门外语，爷爷喜欢天文地理地考你。一旦你答对了，他会说："对极了，小子。"

安东尼，你说那些年你一点也不暴力，你安静、工作卖力、热爱体育、和大卫形影不离。你说只要有大卫在，你就不会有麻烦。

接着你谈到，自从爷爷去世后情况就开始变糟了。也就在那会儿，你交了个女朋友。她经常吸毒，你也开始跟着吸上了。"当时我只有15岁，从此以后就每况愈下了。"

从那时起，暴力成了你生活的一部分。你说那段时间大卫总是试着想"让我醒过来"。他曾来监狱探视，因为他一直觉得你是可贵的朋友。

当大卫被杀的时候，你似乎正处在人生的十字路口。祖父去世的那年，你才15岁，之后生活便"每况愈下"。但当大卫被杀的时候，你似乎警醒了，想要选择一条完全不同以往的人生道路，就好像你从爷爷和大卫那里继承了一些精神遗产。有一位心理学家在旁听你的讲述后反馈说：这好比你找到了一块宝石或传家宝，想要反复擦拭，小心珍藏。这就解释了你在这个反暴力小组里那么努力地想改变自己的原因。

你说过想在人生中重新找回儿时的生活，找回和大卫之间的"友谊，忠诚，诚实，善意和关爱"。

你还说："我这么做是为了我妈妈。"你说妈妈本来就受了很多苦，你倒是好，又让她遭了那么多罪。不过你妈妈已经看到了你的转变。"她发现我变了很多。"你还说，"她好像看到盼头了，她觉得我已经醒过来了。"

我们谈话快要结束的时候，感觉好像大卫、你的爷爷还有你妈妈苏珊都来到了房间和我们在一起。你说如果大卫在的话，他也许会说："是时候了，你该走出来了！"你说对此大卫会很高兴的。而爷爷会说："对极了，小子。"你说："爷爷会为我自豪的，像以前那样。"你还补充说，爷爷曾对你说过一句话："当你打算办件难事的时候，想仔细，别着急，好好干。"

接着你听了局外见证人团队的反思性回应，你说大家提到的以下内容让你印象深刻：

* "我和大卫的儿时友谊是那么的情深意浓"；
* 团队中有人提到"温暖"这个词；
* "团队中有人特别有共鸣，因为他也没有父亲"；
* "他们看到了我的痛苦"；
* 那位心理学家提到的"宝石的意象"；
* "他们的感同身受对我很重要，他们的理解也对我意义非凡。我会更加努力的"。

你说你会把这些体会都带回家。

安东尼，我们也会把和你谈话的体会带回家的。再次感谢你给我们引荐了大卫、你爷爷还有你妈妈苏珊。我们希望下半年再见面。

此致

敬礼！

麦克·怀特和大卫·丹柏洛夫

这封信是一次性会谈之后所形成的治疗性文件。因此我分享此信并不是作为长期治疗案例的有效例证，而是为了展示我们的治疗实践所带来的可能性：这封信显示了改写的对话过程如何更丰富地描述了另类的人生故事和生活领域，来访者可以在此基础上形成补救的提议，修复能修复的关系，避免进一步的伤害。

■ 引入局外见证人来共同反思男性对暴力的责任

本章概述了针对施暴男性的一种治疗模式。在这种治疗模式中，暴力并不被视为精神异常，而是与男性文化的文化论述密切相关。这个观点强调了男性对暴力负责的重要性，以及由全体男性来共同肩负这个责任的重要性，暴力的文化并不能单单归责于某个男性个体。

基于这个看法，邀请其他男性来加入治疗工作就成了我的常规做法。这些男性可以被看作来访者的"学长"。这些男性都是自愿参与会谈的，他们想来帮助这些步他们后尘的学弟们来共同应对男性文化中的施暴取向。这些男性都是内行，对于暴力生存方式知根知底，因此很适合协助来访者来揭露那些推卸罪责的策略、显性或者隐性的权力运作，以及以支配为荣的生活和性别身份认同建构。这些男性有着双重角色：一方面他们能很好地协助来访者揭露造成施暴行为的男性文化的文化论述，一方面他们又可以充当局外见证人，协助来访者发展出非主流的故事。

局外见证人的重述对施暴男性的重新定位至关重要。这种重新定位好处之一是可以让男性来访者有兴趣了解他们如何成为男性文化的工具，该怎么挑战这种男性文化。在这个过程中，男性文化的主流文化论述被解构了，施暴男性感到与施暴者的身份认同拉开了距离。当施暴男性感受到这种心理距离，并步入一个非主流的身份认同领域时，他们就越来越有可能更强烈地批判自己的施暴行为并发起弥补的行动。

---

1 本章的讨论范围限于描述针对曾向女性伴侣施暴的异性恋男性的治疗模式。本文不考虑同性之间或者跨性别的经验，也不致力于解构"男性"或者"男人们"这些称谓。本文也不探讨文化差异。对于这些问题，读者可以参阅袁和怀特（Yuen & White，2007）。
2 关于什么是"男性文化"的更多描述，请参阅怀特（White，1992）。
3 对于在这个过程中邀请其他男性参与的详细例子，参阅怀特（White，2001）。
4 关于控制的伦理和关爱的伦理的描述，麦克借鉴了莎朗·韦尔奇（Sharon Welch，1990）的作品。

第八章
通过外化的对话让来访者形成
关于责任的概念

案例解读

我认为通过发展外化的对话可以提升责任感或者形成责任感，而且外化的对话并不会降低责任感。外化本身并不增强责任感，重要的是外化之后治疗师该做什么。

在一次演讲中，我描述了与一位年轻人的对话。他惹了很多麻烦，主要是因为暴力行为：他虐待弟弟妹妹，对自己的妈妈动起了手，还差点殴打他的父亲，他在学校也参与打架闹事。身边所有的人都拿他没办法，以至于唯一愿意陪他来见我的家人只有他的妈妈。以下是那次谈话的纪要。

他妈妈谈了很多，自己如何深受挫折，苦恼万分，以及作为母亲是如何失败。她还讲了被儿子施暴的经历，以及这件事对她的影响。她说可能会送孩子去寄养家庭，说的时候显得非常绝望和悲伤。当母亲在泣诉的时候，孩子却表现得像一个无关的路人。即便妈妈痛哭流涕，他却似乎无动于衷。我尝试和他交谈并邀请他加入对话，他也不太搭理。人们都认为这个年轻人"缺乏洞察力"，毫无责任感。他极少愿意与成年人交谈，所以哪怕他只蹦出一个单词，我都要谢天谢地了。

在我看来，"责任"是一个概念，而不仅仅是个词语。本案中的这位年轻人虽然认得这个词语，但内心却毫无概念。他的生活经历并没有给他机会去学习责任这个概念的意义到底是什么。我认为如果他不能用概念的方式来把握责任这个词，他就无从思考什么才是负责任的行为，并将其想法付诸行动。我咨询过不少有施暴经验的男性来访者，他们都认得尊重这个词语，但对他们而言，这仅仅是一个词语而已，不是一个有关生命和身份认同的概念。

我认为外化对话的部分功能在于：它可以帮助人们开启更多的可能性去发展和形成这类概念。

在对话中，我决定跟这位年轻人聊聊暴力行为给他的生活带来了什么样的影响，这也许会有帮助。而且，我还请他给暴力行为起个名字。他会怎么称呼它呢？他给他的暴力行为起的名字是"伤害"——他伤害了别人，所以他叫它"伤害"。我让他更多地描述一下"伤害"的特征是什么。我还对"伤害"带来的影响感兴趣。当我这么问的时候，他平生第一次把"伤害"和与家人断绝联系这两件事联系到了一起。这是他的一项成就——这可不是随口说说的，事实上他还把自己的好些生活事件都联系到了一块儿，形成了一个联想之链。因此对他而言，能够把"伤害"这个词和他生活中的一些事件及其后果都关联起来的确就是一项成就。围绕这一点，我们进行了详细的讨论。

接着我想进一步了解他对自己目前处境的感受是什么，于是我问他"伤害"给他带来什么样的体验和后果。通过我们稍早的对话，他现在有了一个反思的平台——他有了用来反思的内容。他回答说："对现状不是太开心。"他说："我很介意。"我问他："你这么说是什么意思？"他说他的意思是这样不好，他不喜欢这样。我问他为什么不喜欢，他说他不知道，他没法回答这个问题。他只会说："我不想过姐姐那样的生活，所以我很介意。"他有个16岁的姐姐，姐姐和她的成年男友以及她男友的两位男性朋友同住在一个小公寓里。于是我说："嗯，好的，我理解你介意是因为你不想过姐姐那样的生活，但是我不明白为什么你会介意和家人断绝关系。我还不理解这一点。"接下来，我求得了他的准许去问他妈妈。他妈妈说："啊，可能是因为他会失去一些东西。"我问："失去什么呢？"她说："归属感。"然后我转头问这年轻人："你同意这个说法吗？"他回答说："嗯，归属感。"我接着问："归属感对你意味着什么？"我的这些问题都是在帮助他逐渐形成关于归属感的概念。

在谈话的某个时刻，我想问他"伤害"对他的感受有什么影响，因为我看到他妈妈在哭泣。我问："啊，伤害让你感受到了什么？它会让你感到悲伤吗？"对此，他不是很确定。我们又谈了一会儿，这时他说伤害的确会让他感到悲伤。我问："你悲伤时的表现和妈妈一样吗，你会像她那样哭泣，还是你有其他的表达方式？"他说："其他方式。"我接着问："我可以看出你妈妈的悲伤体现在她身体的什么位置；你的悲伤体现在你身上哪儿？是在这儿、那儿，还是哪里？它在哪里？"他在一系列的选项中选择了心脏的位置。然后我问："当你从心脏的位置感到悲伤的时候，这种感觉像什么？"他说："我觉得一下子特别孤独。"

你看，他之前从来没有谈过对于生活的理解，这些都是他全新的领悟。所以，这又是他的一项成就：他把一切都联系到了一起——他的暴力行为，"伤害"、悲伤、悲伤的身体部位，以及生命的孤独感，这些都是他全新的人生进展。

人们总是想当然地认为这个年轻人就该对自己的行为负责。然而，对于责任，他还没有任何概念基础——记住，责任是一个概念，不只是一个词语。

因此我会问："对此，你怎么看？"目的就是要让他反思他的这些人生体验，他说他的确感到很不舒服。我可以再问："为什么？能否给我解释一下？"而他的回答提到了另一个概念——他告诉我"伤害"正在和"愤怒"合起伙来支配他的生活。以前他从来没有这么表达过。于是我追问他对此又有什么感受。他说："嗯，我得做点什么，管管我的生活。"这不是他的原话，但意思很接近。好了，这才是责任，不是吗？我问当他这么说的时候，他到底是什么意思。于是，他慢慢地提到了"责任"这个词。对此，我们又进行了一番深入的探讨，直到他终于学会了责任的概念。

我认为通过外化的对话，人们可以把行动和后果联系起来。他们也可以反思类似的人生经验并形成结论，或者表达出从具体生活情境里抽象出来的生活领悟。我之所以想强调概念的学习，是因为我认为只有通过概念的学习，人们才能真正地谈论我们所说的"责任"。简而言之，外化的对话可以分解为以下步骤：

- 将来访者求助的问题外化；
- 让来访者回顾该问题所造成的后果；
- 让来访者对问题造成的后果进行反思，并对他的每一次"反思"都追问为什么；
- 让来访者总结一下自己的生活，或者总结自己到底想要什么，认为什么才是有价值的，自己的生活目标是什么；
- 找到合适的词汇，并将其转化为脱离具体情景的概念。

在这个访谈中，当这个男孩子谈到伤害"借走"了他的归属感时，我知道"归属感"已经脱离了具体情景，并在他内心形成一个抽象观念或者生活概念了。希望这篇简短的纪要可以说明外化对话怎样为人们开启各种可能性，让他们去过负责任的生活。

第九章
应对创伤经验

本章探讨的是重新评估和引发共鸣对于处理创伤经验和重新激活意识流或内心语言的重要性。我想首先引用威廉·詹姆斯（William James，1890）对意识流的描述：

意识流如同鸟儿一般，时而飞翔，时而栖息。它体现在语言的韵律中，就如每句话道出一个念头，每个句点又断开一句话。鸟儿的栖息之处充斥着感官想象，而感官想象的独特之处在于：它们可以无限期地留存，并随时在内心展现，即便被反复思量也不会改变；鸟儿的飞翔之处则满是对静态或动态关系的思索，而这些思索又多数源于相对静止阶段的所思所想。

毫无疑问，那些直接谈论来访者创伤经验的做法非但徒劳无功，还常常会带来伤害。这会造成二次创伤，并引发来访者的疏离感。还有些做法试图去直接驳斥和撼动来访者从创伤经验中得出的负面自我身份认同，这些负面身份认同被当作事实储存在来访者的语义记忆里。这么做也会让来访者产生疏离感，而且还会让来访者觉得被贬低，甚至被嘲笑。

因此，处理创伤影响的心理治疗的主要任务是为来访者创造一个情境，让来访者形成或者重塑他的个人现实，最终产生以"我自己"这个词来表达的自我感。这种自我感与人类内化的经验语言有关，而人类内化的经验语言则以叙事为主要形式，以威廉·詹姆斯所说的意识流为主要特征。

治疗师在治疗中通过询问可以把人们形形色色的生活经验都整合到一个生命故事里。这样一来，来访者就有了一种贯穿生命历程、始终如一的自我延续感，从而形成或者重塑内心生活。当治疗师围绕特定的主题和隐喻来帮助来访者整理生命经验时，对于来访者整合全新的人生故事和产生自我延续感会特别有帮助。

接下来，在众多的方法中，我会择要介绍如何创造情境来发展和重新激活来访者的意识流。我所选择介绍的方法都是根据重新评估和引发共鸣的概念发展出来的。

■ 如何理解重新评估和引发共鸣的概念以及在治疗中的应用

首先，治疗师的询问要引导来访者去发现和觉察那些他们赋予价值的生活层面。这类来访者认为有价值的生活层面也许是：

- 来访者所珍视的生活目标；
- 来访者所珍惜的关于接纳、公正、公平等的价值观和信念；
- 来访者所珍视的志向、希望、梦想；
- 来访者个人层面的诺言、誓言和对于生活方式的承诺；
- 来访者内心特殊的记忆和意象；
- 来访者对于重大生活主题的幻想；
- 来访者内心很特别的、存在意义上的隐喻等。

接着，在治疗对话中，治疗师可以通过一系列共鸣式的回应，让来访者得以察觉并重新评估上述这些生活层面。

要找出人们赋予价值的生活层面可并不轻松——它们往往被人们秘密地藏匿在某些安全的内心角落里，以免被别人嘲笑或贬低，而且，即便人们觉察到了这些他们赋予价值的生活层面，要为它们命名也颇费功夫。尽管识别这些生活层面的努力刚开始会遭遇到困难，我依然相信这些生活层面始终会出现在人们的生活表达中。我坚信这一点，哪怕人们经常处在解离性创伤记忆的困厄之中，即便在这种状况底下，人们对记忆的选择还会遵循一定的原则。对于那些在创伤经验中遭受强烈蔑视或者贬低的价值，人们往往不抛弃、不放弃，因此他们所珍视的生活层面的存在本身就是对他们不屈不挠精神的致敬。

对于我们的治疗工作而言，缺席却隐含的价值的概念有着重大的指导意义。尽管本章无法充分阐述这个概念，我还是想提出一些假设，涉及由创伤记忆的巨大冲击所带来的心理痛苦和情绪困扰。而这些假设所基于的理念就是缺席却隐含的价值的概念。

我们可以把创伤所造成的持续心理痛苦看作某种见证，它见证了那些被创伤所侵犯的人们所看重的价值的重大意义。这种见证的提法能帮助来访者更好地理解：

- 自己所珍视的生活目标是什么；
- 自己所看重的关于接纳、公正、公平的价值观和信念是什么；
- 自己所珍惜的志向、希望和梦想是什么；
- 自己对于世界应该如何的道德愿景是什么；
- 自己有哪些重大的生活诺言、誓言和承诺。

我们一旦将来访者的心理痛苦看作上述"目标、价值、信念、志向、希望、梦想、道德愿景和承诺"的见证，那么他们所体验的痛苦的强度就反映了人们对这些"意向性状态"的重视程度。

来访者们之所以会因为过去的创伤依然日复一日地体验情绪的困扰，可以看作是他们努力维系生活目标、价值、信念、志向、希望、梦想、愿景和承诺的明证——证明他们对于在过往创伤经验中遭受强烈蔑视或者贬低的价值依然不抛弃、不放弃，并且至今初心不改。

我们也可以将心理痛苦和情绪困扰视为人们对珍视之物的表达：当他们面对冷漠无情的世界时，仍然毫不动摇地坚信他们和别人所经受的痛苦不是没有意义的——就因为他们遭受过苦难，所以这世界一定要改变。治疗师们一旦识别出来访者所珍视的生活层面，就应该以此为导向，在治疗对话中引发更多的共鸣。接下来，我会介绍几个如何在治疗中引发来访者的共鸣的备选方案。

方法一：引发来访者所珍视的价值与治疗师积极回应之间的共鸣

一开始，治疗师可以通过对被来访者赋予价值的生活层面进行回应来让来访者产生共鸣。治疗师的这些共鸣式回应：

- 有助于让治疗师对来访者的这些生活层面表达出浓厚的兴趣和强烈的认可；

- 有助于治疗师架构接下来的对话，鼓励来访者在这些生活层面的基础上提升出自己更偏好的人生意义；
- 有助于鼓励来访者来充分认识到这些生活层面的重要性。

治疗师的上述回应之所以能产生共鸣，是因为它们相当于向来访者重新展现了他们所珍视的内容。

治疗师的共鸣式回应除了可以作为出发点来重新发展和重新激活来访者与意识流有关的内心语言之外，还可以建立一个情感基础，让来访者体验到与治疗师之间的相互理解和彼此熟悉的感觉。这种情感共鸣对于降低创伤的影响会有立竿见影的效果。正是在治疗师的这种共鸣中，来访者才看到她或他的"自我"。也正是在这种共鸣中，来访者在与"我自己"的关系中重新找回了"我"的主体性。治疗师如果能积极主动地复制来访者的某种生活情境从而形成一出象征性的戏剧，并在治疗对话中灵活地运用其中的象征元素，就能更好地产生这类共鸣性的回应。

方法二：引发来访者过往记忆和当下意象之间的共鸣

治疗师在对话中的治疗性的回应能让来访者首先在内心产生对于外部世界的共鸣体验。在此基础上，来访者就能形成对于内心世界的共鸣体验，抛弃"祸不单行"的简单线性世界观，产生关于人生复杂性的成熟意识。在方法一中，治疗师对于来访者所珍视的内容的主动回应所引发的共鸣，往往会唤起来访者对生活和自我身份认同的一些积极意象，这些意象以隐喻或图像的方式呈现在来访者的内心。治疗师可以通过对话不断发展这些意象，最终这些意象会在来访者的生活经验史中引发一些"回声"。这时，治疗师就可以询问这些回声怎样触发了与来访者当下的意象形成共鸣的记忆片段。

这些与来访者当下的意象形成共鸣的记忆片段，就像威廉·詹姆斯所说的意识流鸟儿在"栖息时"的感官想象。正是过往记忆和当下意象之间的共鸣把来访者的生命片段给串联了起来，让他们从中看到全新的联结和模式，并找到用来整合这些生命片段的主题并用隐喻的方式加以命名。这整个过程都在帮助来访者形成一个可以视觉化的内心世界，并以一种鲜活的存在感取代了来访者原先的空虚感和死亡感。

方法三：引发来访者人生经验、生命主题和意向性观念之间的共鸣

随着来访者在治疗性询问的过程中不断建立起内在现实感，他们不但可以体会到在自我的内部对话中，原先独立的、毫无共性或者非连续性的经验片段在生命时间的长度中被关联到一起，而且还可以体会到这些经验片段的关联性，以及这些经验片段与特定的生活主题之间的共鸣。不仅如此，原本毫无共性或者非连续性的经验片段，与这些特定的生活主题以及关于生活特定的意向性观念之间也形成了共鸣。这些生活特定的意向性观念包括生活目的、计划和目标等。这时，治疗师的主动提问有助于来访者确认并详细描述这些意向性观念。

方法四：引发来访者"我的世界"的整体共鸣和连续性幸福体验

在此基础上，治疗师可以架设桥梁让来访者去关注一系列与这些生命主题和意向性观念有所共鸣的生活事件。比如，治疗师可以邀请来访者来思考最近发生的生活事件中有哪些反映了这些生命主题和意向性观念。

一旦来访者在这些重要的生命主题、意向性观念，以及自己近期生活事件之间形成了共鸣，他就能强烈地体验到在内部世界和外部世界之间、个人内在现实和外部现实之间产生了连续性。这种连续性的体验不但可以让来访者感到世界对于自己的存在是有所回应的，而且还能促进来访者的主观能动性。这会给来访者带来全新的幸福感和愉悦感。

方法五：用局外见证人的重述来引发来访者的共鸣

另一种引发来访者内心共鸣的方式是邀请听众参与对话。观众的任务就是复述或者重述来访者赋予价值的生活层面。借用梅耶霍夫（Myerhoff，1980，1982，1986）的概念，我把这些听众称为局外见证人团队。局外见证人团队的任务是在见证治疗师和来访者的对话后，彼此精诚合作，共同地重述他们所看到、听到的内容。

局外见证人的这种重述，并不是把他们听到看到的治疗性对话的全部内容给复述一遍，而是去回应其中哪些内容抓住了他们的想象力，激发了他们的好奇心。除了重述引发他们上述回应的特定内容外，局外见证人还要说明来访者的表达激发了

局外见证人自己对于生活或身份认同的哪些意象。此外，局外见证人还要表现出对来访者生活的兴趣：他们要阐述他们为什么会被来访者的表达所吸引并用重述的方式再现这些表达，并进一步说明这些表达引发了局外见证人自己个人历史中什么样的共鸣。

最后，局外见证人还要向来访者说明来访者的这些表达和局外见证人重述的过程会引领该局外见证人本人做出什么样的改变并帮助自己：

- 更好地发展自我感；
- 更好地理解自己的生活；
- 更好地形成在自己的世界中采取行动的可能性。

在完成最后这项任务的时候，局外见证人要向来访者承认在倾听来访者的表达之初和之后，自己在多大程度上发生了变化。换句话说，在完成这个任务的时候，局外见证人有责任说明：来访者的表达引发了局外见证人自身什么样的改变。

局外见证人的上述再现过程的基础是对来访者珍视的生活层面做出善解人意又富于想象的同调回应。当局外见证人成功地给出共鸣式回应时，来访者会感受到内部世界和外部世界之间一种独特的和谐，他们原本对此一头雾水。从这种感觉出发，来访者就与局外见证人之间产生彼此熟悉和相互理解的感觉。这种相互理解的感觉是人与人之间亲密联系的标志。

这类引发让来访者强烈共鸣的局外见证人的回应既不是对来访者的"英雄事迹"歌功颂德，也不是我说过的"掌声鼓励"——即那些仅仅送出祝福、给出肯定、指出积极面的回应。不仅仅是因为这两类做法很难建立起对来访者珍视的生活层面的共鸣，更是因为这类回应会让来访者感到被控制、被疏离，甚至被嘲笑。

方法六：以局外见证人的具体行动来引发来访者的共鸣

在承认受到来访者影响和触动的时候，有时，局外见证人还会说出他们会采取什么样的行动——这些行动可能有助于纠正他人所承受的不公正，或者让这些经历过不公正的人有得到补偿的感觉。如果这些局外见证人的确采取了步骤、跟进实施了这些行动，并告知来访者他们所采取的步骤和行动的结果，也会引发访者强烈的共鸣。这种共鸣存乎于局外见证人的上述行动和来访者的以下心愿之间：

- 来访者因为自己经受过深重的痛苦而渴望这个世界应该有所改变；
- 来访者暗自希冀自己所忍受的苦难不是没有意义的；
- 来访者内心渴求帮助那些遭受过同样经历的人；
- 来访者幻想着可以做点什么去解除他人的痛苦；
- 来访者充满正义感，想要对纠正世界的不公不义做出自己的贡献。

来访者上述的渴望、希望、渴求和幻想与局外见证人所采取的行动之间的共鸣可以进一步强化来访者对于内部世界和外部世界、个人现实与外部现实之间连续感的体验。如前所述，这可以让来访者觉得这个世界至少对于自己有所回应，并产生全新的幸福感和愉悦感。

方法七：针对来访者对创伤的回应方式来引发共鸣

来访者的创伤体验和他们所珍视的生活主题以及所偏好的自我身份认同之间是不可调和的。因此，由创伤引发的受难体验几乎毫无例外地指向了消极的意义，让来访者形成非常负面的自我身份认同结论。

即便如此，来访者也并不总是消极地承受创伤：他们也会竭其所能地应对创伤。来访者的应对方式往往与他们在自传式记忆中的身份认同以及他们的内心语言中的自我感相一致。然而，在创伤的情境中，来访者们这些对创伤的这些应对方式几乎从来没有被承认、赞赏过。相反，这些应对方式往往会被蔑视、嘲笑和贬低。于是，再加上那些创伤中形成的异常消极的自我身份认同，这些应对方式就在来访者的记忆里消失了。

然而，治疗师可以让来访者重新复活对于这些应对方式的意识。有好几种办法可以做到这一点。常用的办法是让来访者回想创伤，并通过想象性或者猜测性的投射在创伤记忆中重新激活"我自己"的感觉。例如，治疗师可以通过治疗对话让来访者更丰富地描述自己近期对于程度较轻的生活困境和两难所采取的应对方式，并从中总结出：来访者运用了什么样的生活技巧，以及想达成什么样的生活目标。来访者的这些技巧和目标就是我所提出的想象性或者猜测性的投射的基础。通过这种方式，治疗师让来访者在其珍视的主题、偏好的自我身份认同，以及他们对创伤的应对方式之间产生了共鸣。

总之，重建和复活一个人对创伤的反应方式非常有助于重新生成或者重新激活"我自己"的感觉，这是意识流的特征之一。当创伤经验中的"自我"感和意识流中的"我自己"产生统一延续感的时候，当对创伤的应对方式和珍视的生活主题、偏好的自我身份认同变得息息相关的时候，来访者在创伤情境中形成的非常消极的自我身份认同就会开始消融——那些存储在来访者语义记忆中、貌似牢不可破的事实开始动摇。而且，当创伤经验中的"自我"感以某种方式和意识流中"我自己"的感觉产生统一连贯感后，创伤记忆就可以被整合到来访者的叙事结构中去了，而叙事结构是人类内心生活体验的特征之一。

正是通过上述探索，来访者可以将创伤记忆整合为某种叙事结构，而人类的叙事性自我是由同样的叙事结构组成的。也正是在上述探索的情境下，创伤记忆以确认和强化"我自己"的方式被纳入了个人历史的故事线当中。这样一来，创伤记忆就被赋予了开头和结尾，并被编排到了来访者的个人历史中。

■ 结束语

在本章中，我以威廉·詹姆斯的意识流隐喻来开始对于治疗实践的阐述。我提出当人类内心生活的语言——以叙事为结构，意识流为特征，被重新开发、重新激活后，人们就会不再轻易发生解离的现象。我们可以运用其他比喻来进一步理解这种治疗实践的效果。比如，地理学的隐喻就可以和叙事的隐喻相互参照。如果要运用地理学的隐喻，我们也许会说：通过引发共鸣，治疗对话最初建立的是来访者的安全岛。而随着治疗对话的展开，这些岛屿慢慢形成了群岛，最后连成了一个新大陆。因此，当来访者开始重新审视自己的创伤经验时，他们发现有了一个新大陆可以驻足。这让他们有了一些全新的选择来将创伤记忆纳入意识，既降低二度创伤的风险，又能整合创伤记忆，避免陷入解离。

在我的治疗工作中，为了处理创伤的影响，我会毫无例外地运用书面文字的治疗实践。比如，我会用文字记录治疗性对话引发的共鸣，包括那些对来访者最有意义的局外见证人的回应。这种文字记录会形成一份治疗性文件，它反映了来访者内心语言的结构：富于联想、比喻和类比。这类治疗性文件提供一个现成的资源让人们得以从任何未来的困难中重新恢复与"我自己"相联系的"自我感"。

除此之外，我通常也会加入来访者来一起撰写他们的自传性治疗文件。这些自传性治疗文件在形式和语言上有所不同——它们是正式的、权威性的，追求事实的准确性。这些文件支撑一种"宾格的我"的自我感，它们源自另外一种对话方式，与本章所描述的引发共鸣的对话方式截然不同——这就另当别论了。

第十章
应对自杀导致的丧亲之痛

治疗对话逐字稿

对于如何给有自杀倾向的人做心理治疗，业界已经著述颇丰。本章并不涉及这个话题，而是讨论如何给自杀者的朋友、家人、邻居和熟人做心理辅导。本章会探讨如何应对人们对自杀者自绝行为的那种讳莫如深的集体沉默。多年来，我咨询过许多因为朋友、亲戚自杀而来咨询的人。通常，这个自杀者似乎彻底隐形了。人们连提起他都感觉困难重重。逝者生命的过往细节被沉默所笼罩。人们往往将自杀看作一种让人蒙羞的标志。人们喜欢用一概而论的眼光去看待自杀：尽管事实上有太多的背景因素会导致自杀，而且自杀者也曾进行过详细周密的思考才最终选择自杀，但很少会有人想要去尊重自杀者通过放弃生命所追寻的意义。尊重自杀的意义，并不是赞成自杀，并不要求亲友们停止哀悼和悔恨，不简单地认为自杀是必要的，更不会劝阻人们放弃探索生命政治的努力从而拓宽生活的选择。相反，它想进行的是某种尊重的仪式，这个仪式本身也具有双重意义。

在尊重丧失之痛的同时，这个尊重的仪式主要想探究自杀更深层的意义，这点往往得不到人们足够的尊重。这个仪式会探究逝者何以最终走上了不归路。选择自杀的人需要具备什么样的价值观、生活技能等？自杀到底是一个怎样的决定？这个探究过程可以让人们仔细反思自杀这件事。

重要的是，这个仪式可以去探究自杀的举动是否建立在自杀者毕生所看重的价值之上。自杀者到底是不是一个可以做出重大生活决定且坚持到底的人？通过询问自杀需要具备哪些价值观、生活技能等条件，我们可以将询问的结果与逝者在人们心目中形象，以及逝者与他人之间的关联等生活层面相联系。这样一来，自杀的行为就可以整合到大家对逝者的认识里了。这个尊重的仪式让人们不仅仅为逝者的挣扎感到悲伤，还可以对逝者存在的意义保持觉察。尤其是这个仪式能让珍爱逝者的人仍然能在心中感到与逝者的联结。以下所附的治疗对话逐字稿展示了这个仪式的整个过程。在对话中，来访者温蒂谈到了她自杀离世的儿子泰德。

▶ **温蒂：**太惨了，真的太惨了。我经常记起他小时候的样子，每次心里都好痛，当初这么聪明快活的小男孩长大了命运竟会如此悲惨。说起癌症和那些恐怖的治疗，这孩子得要多勇敢啊，现在真的想也不敢想了。一想到他一直承受着可怕的疼痛，痛到最后实在活不下去了，就感觉无比凄凉。你瞧，我每天就这么想来想去，已经走不出来了。

▶ **麦克：**是啊。而且你一直觉得内心有些话不吐不快，是吗？

▶ **温蒂：**对，我唯一撑下去的办法就是不去想这件事，拼命不去想它。好吧，我已经变得越来越麻木了。但这样也很有问题，因为忘了他就相当于和他切断了一切联系。这不是我想要的，我觉得释怀就是背叛，这我实在做不到。

▶ **麦克：**是的。

▶ **温蒂：**因为多数情况下他都是个很有爱心的好孩子，我很想恢复和他的联结感，他的离去让我丧失了这种联结感。我也不想丢掉那些我们共同度过的时光的回忆。总之，我现在好像什么也做不了。

▶ **麦克：**这对你的生活有什么影响——失去了和他的联结感，你的感受是什么？

▶ **温蒂：**我感到非常空虚。

▶ **麦克：**空虚……

▶ **温蒂：**而且，作为妈妈你总是会对孩子的未来有着各种各样的计划，想着将来和孩子一起的生活，盼着他长大成人，生活幸福，诸如此类。如今这一切都烟消云散了。

▶ **麦克**：是的……

▶ **温蒂**：而且，在他去世之前我们俩的相处就已经有些艰难了。好像都不怎么说话了。有时候我老是在琢磨"假如"这个词，假如我们的关系没有变得很糟，假如他是死于交通意外，我的意思是这样死虽然也很可怕，但至少去世前他还是快乐的。你知道吗，我应该早点想到这些的。现在看来，当时我无论做了什么都不够好。何况在他活着的时候我已经失去他了，因此他的死让我感觉更失败了。

▶ **麦克**：所以他的死让你有了失败感？

▶ **温蒂**：嗯，是啊。我是说，我也知道没法时光倒流去做更多的补偿了。当时，我也给他找了他需要的专业人士。家长不能当孩子的治疗师，所以我带他见了别的治疗师，而我就尽量做好妈妈的角色好了。然而，说实话，当时我甚至不知道要怎么找回和他的联结感。

▶ **麦克**：是的。此时此刻，对这件事你还有其他感受要说吗？前面你提到过空虚和失败感。

▶ **温蒂**：嗯，我还觉得失去了未来。他以前总是说："我和妈妈很亲。"他不住在家里，可是我们在感情上很亲。我幻想着我们可以一起战胜癌症，未来的日子会和和美美。对我而言，未来的分量变得越来越重，因为我把所有的问题都归到了过去。

▶ **麦克**：是啊……

▶ **温蒂**：为此，我一直在咬牙坚持。因为他的病，我才花了大量的时间来帮他，都是些实打实的事情，比如带他去看医生，照顾他的起居，送他去医院，有好多杂活要做，我的一切正常生活都让位了。以至于现在我一想到他，脑子浮现的就是自己在照顾他的画面。

▶ **麦克**：（记笔记）你一想到他，就是自己在照顾他的画面。

➤ **温蒂**：我现在都好想去照顾他。所以我都不知道还有什么其他事情可做了。我的人生还剩下什么呢，好像也没什么了。

➤ **麦克**：能否请你解释一下为什么儿子的自杀会让你有失败感？我想了解一下你是怎么看待他自杀这件事的，怎么会因此产生失败感。

➤ **温蒂**：他实在太遭罪了，我觉得自己在帮他应付疼痛上，无论怎么做都做得不够好，不然他也许还会选择活下去。当时他是那么痛苦，我想哪怕我有机会阻止他自杀，也难保他不会再试第二次。所以这是一种有心无力的感觉……我就是做得不够好。

➤ **麦克**：（记笔记）帮他应付疼痛。单单这个想法就让这么多年你对他的照顾付之东流了？是这样的吗？就好像这个想法投下了一片巨大的阴云？

➤ **温蒂**：好像一切都没意义了。

➤ **麦克**：一切都没有意义了？

➤ **温蒂**：啊，我是说，我觉得一切都没意义了。

➤ **麦克**：是的。

➤ **温蒂**：而且他的身体其实并没有被癌症杀死，而是因为他太痛苦，自己把自己给杀死了。所以，这些年我费尽力气照顾他又有什么意义呢？

➤ **麦克**：我想了解他是怎么自杀的。不是说他具体的做法，而是说他是怎么做到的。你懂我意思吗？自杀可是个天大的决定，他做这个决定的时候好像是他人生中相对思路清晰的一年？

➤ **温蒂**：啊，是的，他想得很清楚。我发现他时的第一个想法是"也许他在指望我能救他"，因为他知道我那天要去看他。但是我后来和他的朋友们聊过，他们说："我完全无法理解。整个周末他好像都很高兴，四处走动，找人聊天，感觉过得很享受。"这让我感觉好一点了，因为我知道他这回是真的下定决心了，这解释了他为什么显得比平常还高兴，还到处转悠。他并不是一时冲动，或者指望我会去救他。

▶ **麦克**：是的。

▶ **温蒂**：我是在周四早晨发现他的。有人周三下午还去串过门，当时他显然刚服了
药。他对那个朋友说他很饿，可不可以出去给他弄点吃的。他的朋友照做了，可
他却说："啊，其实我有点累了。需要睡一觉。"所以，哪怕在那个当口，他都可
以改变主意选择活下来。

▶ **麦克**：是啊，哇！

▶ **温蒂**：所以，他已经彻底想好了，而且他还……

▶ **麦克**：所以他选择退出，他退出了生命？是吗？哇！

▶ **温蒂**：啊，他真的忍受了巨大的疼痛。我只是在想他要是没死，再撑几年，也许
会有所改观，到时他也许会变得更积极一些。

▶ **麦克**：是啊。那他以前是不是个善于做重大决定并且能够坚持落实到底的人呢？
还是自杀是他人生第一个事关重大的决定？

▶ **温蒂**：啊，他肯定是意志坚定的——任何孩子经受过这样可怕的化疗和手术，意
志力都会很强大。尽管他有时会黏人，也需要安抚，但他还是问了医生很多问题，
他认识的很多孩子都没有这么做过。

▶ **麦克**：所以他想要知道自己的病到底是怎么回事，因此问了医生很多问题，总之
他不想逃避真相？

▶ **温蒂**：我觉得就是在这个转折点上他有点长大了。

▶ **麦克**：所以现在想到他做这个决定的意志力和决心，你并不会感到惊讶，是吗？

▶ **温蒂**：不惊讶。

▶ **麦克**：那么，是他的"勇气"让他坚持到底？还是你想用一个别的词来形容……

▶ **温蒂**：我觉得是，我不知道，我猜自杀在某种程度上也能叫作勇气吧。我觉得他可能想一旦选择活下去，情况只会更糟糕。

▶ **麦克**：是的。

▶ **温蒂**：他还内疚以前做的事让我们失望了。我们跟他说："这不是真的，我们不怪你吸毒，我们也不指望你完全戒掉毒瘾，从此不碰毒品。"我们不想让他太难过。但是他还是觉得让我们失望了。

▶ **麦克**：是的。

▶ **温蒂**：我现在好希望当初能说服他：他并没有让我们失望。

▶ **麦克**：所以很显然，他在乎妹妹，也在乎你，所以才会担心让你们失望？

▶ **温蒂**：是的。我觉得他认为自己让所有人都失望了。因为我是一个比较传统的人，他妹妹也是。我猜他自己也可能不喜欢他做的事。

▶ **麦克**：是的。

▶ **温蒂**：所以他觉得也让自己失望了。

▶ **麦克**：是的。

▶ **温蒂**：而且……

▶ **麦克**：他违背了自己很在乎的某些价值吗？

▶ **温蒂**：我觉得是。

▶ **麦克**：是的。

▶ **温蒂**：也许他觉得自己所承受的疼痛和压力，是他无力改变的。他没机会过另一种人生了。

▶ **麦克**：是的。

▶ **温蒂**：我觉得去年他真的做出了非常努力的尝试。

▶ **麦克**：所以，去年他经过努力尝试，最后得出结论说："啊，还是走不下去，我想放弃生命了。""努力尝试"……你知道的，他不断地努力尝试，去忍受癌症的折磨和所有其他的一切。他的确努力尝试过了；我不知道有没有人这么看问题，并因此尊重他结束自己生命的决定？

▶ **温蒂**：啊，我尊重他的决定，尽管这让我很伤心。

▶ **麦克**：是的。

▶ **温蒂**：我的意思是说，对他而言，这是他非常明确、积极主动的决定。

▶ **麦克**：是的。

▶ **温蒂**：并且，就像我说的，我觉得他妹妹也会尊重他的决定，我们俩是他最亲的亲人。当然，他还有一些好朋友，他很喜欢他们，他们也一定会支持他的。

▶ **麦克**：我脑海里面浮现出了一个年轻人的形象，他在短短一生中承受了太多的痛苦。但他都没有放弃，甚至还想着对别人尽义务。就像你说的，他很关心为罹患癌症的儿童出版书籍的事情——对此，他尽了自己最大的努力。你明白我的意思吗？我是在拿他一生来思考，我猜他到最后确实是战斗得精疲力竭了。

▶ **温蒂**：我觉得去年他真的尽力尝试了。

▶ **麦克**：是的。

▶ **温蒂**：他这么做更多的是为了我们，不是为他自己。

▶ **麦克**：你的意思是他去年的尽力尝试是出于他的忠诚感和责任感，一种对家人的义务？

▶ **温蒂**：我觉得是。我想现在他已经彻底地摆脱所有的痛苦了。

▶ **麦克**：是的。

> **温蒂：** 所以我也没有必要再背负他的痛苦了。

> **麦克：** 是的。

> **温蒂：** 如果那些痛苦，我的意思是那些他早年的疼痛都已经一去不复返了，他苦难的日子也一并消失了，那我就不应该再替他背负这些痛苦了。也许我只是有点挥之不去，想通过替他背负这些痛苦来继续关心他、照顾他，但这是毫无意义的，真的。它于事无补。

> **麦克：** 我真的很欣赏你刚才说的话。我想把它记下来。你可不可以再说一遍？他决定放下这些痛苦。他做了那个决定……

> **温蒂：** 我想我一直在替他背负着痛苦。

> **麦克：** 说得对。

> **温蒂：** 为此，我也深受折磨。但他已经放下了，不再感到任何的疼痛，或许我也不必继续扛在肩上了。

> **麦克：** 是的。如果他就在这里并且听到你刚才说的话，你觉得他会怎么说？以你对他的了解，他会认可你刚才的结论吗？

> **温蒂：** 我想他会的。他会说："对，你不必那么做。"——意思就是我不必再替他肩负痛苦了，这无济于事。

> **麦克：** 是的，所以他会这么说："对，妈妈。"如果他在这里的话，他会用什么词来表达？他很聪明，他……

> **温蒂：** 他非常聪明。他可能会说妈妈已经尽力了，他的决定和我无关。这就是他的命，一场充满苦难和折磨的人生，他决定不再忍受下去了。我猜他也意识到死亡意味着失去和我以及他妹妹的任何联结。我的意思是说，我不知道他对死后的世界有什么信仰。他以前说自己去教堂只是"以防万一"——偶尔他会去教堂，抱着信则灵的心态。但他其实并不真的相信，所以……

▶ **麦克**：听起来他很有性格，相当有个性，你的泰德。

▶ **温蒂**：是的，他的确很有个性。

▶ **麦克**：是的。他也许会说："妈妈，我已经尽力了。请理解我，我已经下决心要摆脱这些疼痛了，因此你没道理继续替我扛着了。而且我的决定和你无关；实际上我只有和你有点距离之后才做得出这个决定。你知道的，我已经下定决心要走了。"你觉得这像不像他会说的话？他会称呼你"妈妈"吗？

▶ **温蒂**：是的。

▶ **麦克**：他叫你"妈妈"？

▶ **温蒂**：是的，而且他……

▶ **麦克**："我尽力了"？

▶ **温蒂**：在遗书里他说妈妈是一个坚强的人，会好好活下去的。

▶ **麦克**：他会希望你像现在这样去重新建立与他的联结，或者说希望你在内心重新感受到你们之间的一些特别的联结？

▶ **温蒂**：是的，我想他会这么希望的。

▶ **麦克**：是的。

▶ **温蒂**：我确定他会的。我觉得难就难在当这种联结卡在丧失至亲的创伤中的时候，回想它就会让人……

▶ **麦克**：很痛苦。

▶ **温蒂**：是啊，很痛苦，因为有太多的情绪在。

▶ **麦克**：是的。

> **温蒂：** 有些事我总是想不明白。

> **麦克：** 嗯。

> **温蒂：** 当我在医院陪他的时候，总想竭尽所能为他做点什么。记得有一次，我们在候诊，他们把他的档案留在房间里，我们读了——当然绝对不应该这么干。档案里写着当我把他送来的时候，他对医护工作有太多挑剔和不满，总是在抱怨，老是要求医院帮他调整床铺。但每次他爸爸送他来的时候，他的抱怨会少一点。对此我的解释是，或者说我偏好的解释是：他觉得和我在一起的时候可以直抒胸臆："好疼啊""去让他们调整一下"。对此我肯定会一一照办的。

> **麦克：** 他可以尊重自己的感受，而不是屈尊去默默忍受医院的常规做法，那些常规做法往往对人们的切身感受置若罔闻。

> **温蒂：** 但这件事让我自我怀疑了好一阵子。我想大概是那种"指责母亲"的观念在作祟吧。或者我就是个难伺候的妈妈，因为尽管我会尽可能保持礼貌和正能量，但我仍然认为孩子有权利告诉我他疼不疼。哪怕只有那么一点疼，为什么医院就不能调整一下呢？

> **麦克：** 是的，的确。那医院是怎么看的呢？

> **温蒂：** 我想医院觉得我是个脾气很大的妈妈。但我觉得他们不尊重我，也不尊重泰德，根本无视他的状况，也无视我们的亲情。

> **麦克：** 而且无视他的声音——他们只觉得你在无理取闹，甚至根本不在意泰德的声音。你觉得他们是不是根本不在意泰德的声音？

> **温蒂：** 是的。

> **麦克：** 所以他们无视了你和他之间的亲情？

> **温蒂：** 我觉得是这样的。

> **麦克：** 我们很快就得结束访谈了。我想回顾一下，你觉得我们的对话对你有帮助吗？

▶ **温蒂**：非常有帮助，我有了一个崭新的视角，变得更自由了，可以去记住任何真正想要记住的事情。而且我也感觉解脱了，不要再一味关注他是如何痛苦了。我不是要抹杀他的痛苦。他的人生很惨，但我不能再替他扛下去了。而且，我还可以想想他生命中的一些美好时光。回忆起一些好事情：他的精气神、幽默感，诸如此类。是的，这很有帮助。我非常感激。

▶ **麦克**：呃，你有没有想过这次对话之后，你会采取什么后续行动？你说了一些充满力量的句子，比如"泰德已经决定放下疼痛了，我没理由还继续扛着。况且他也不希望我这样。他会说'我尽力了'。"可能他也会说："你知道吗，在这种情况下，我们已经一起坚持走得足够远了，超过了任何人的预期。这见证了一些价值，我不想你失去和那些价值的联结。这并不是说我不理解你会因为我的去世而承受痛苦。"那么，请告诉我你会采取什么后续行动呢？

▶ **温蒂**：呃，我想我会更自由地去选择记住那些美好时光，我肯定他妹妹凯特琳也会参与其中。她一直都支持我这么做。我想，每个人的生活都五味杂陈，也有太多的高低起伏，每个人都可以选择到底想看其中的哪一面。我认为他更愿意我们记住他的勇气、聪颖、英俊和幽默感。

▶ **麦克**：还有他的毅力，以及……

▶ **温蒂**：我记得他妹妹凯特琳谈到一些特定场合的时候说过："要是泰德不来该怎么办？""泰德不来就不好玩了。"因为他充分地活出了自己的人生——不管是顺流还是逆流。而且只要有泰德在场，他会主导和安排所有的事，让气氛变得非常活跃。我觉得这是个挺不错的墓志铭，不是吗？

▶ **麦克**：呃，我多希望能亲眼见到你的泰德啊，不过今天我也算有幸得见了，因为你让他的形象呼之欲出。我为泰德的苦痛挣扎而感到悲伤，但是我也看到许多别的方面。你知道吗，那就是他的存在所代表的意义和价值。所以我非常感谢你能毫无保留地跟我分享他的故事，并且以你的方式呈现了他的形象，尽管你一开始还担心该不该聊这些。而且如果你愿意和我再谈一次，我会非常乐意再次见到你的。

▶ **温蒂**：哦，谢谢你麦克，我很感激。我看看情况吧，再跟进一下可能会有帮助，所以我觉得如果我可以录音的话，就有机会重听我们的谈话。

▶ **麦克**：如果我们近期不能见面，你能否给我写封信？跟我聊聊这次谈话之后你的进展。

▶ **温蒂**：是的，我希望这会带我走上一条全新的人生路。我现在觉得为他所担负的痛苦已经从我的肩上卸下来了。

▶ **麦克**：你的身体有具体的感觉吗？哪个部位？

▶ **温蒂**：从我的肩膀上卸下来了。

▶ **麦克**：从你的肩膀上？

▶ **温蒂**：是的。我觉得这种无尽痛苦压在肩头的感觉变轻了。太棒了。

▶ **麦克**：真是令人惊叹。

▶ **温蒂**：是的，真是这样。我现在觉得和他有了更强的联结，和他的积极面，你知道的。

▶ **麦克**：是的。

▶ **温蒂**：因为我觉得从很多方面来看，他很有保护欲，他总想保护我，让我远离可怕的事，所以那真好。

▶ **麦克**：这代表了什么？

▶ **温蒂**：什么？

▶ **麦克**：这代表了什么？

▶ **温蒂**：这是爱的表现。

▶ **麦克**：这是爱的表现。

▶ **温蒂**：是的。

　　我没有研究过自杀的文化史或现象学。但我确信不是所有文化中所有形式的自杀都被视为离经叛道——实际上有些时候，自杀被视为一种捍卫荣誉的行为，或者出于一种义务。在我们和那些逝者的朋友、家人、邻居和熟人谈话的时候，我们可以探究和尊重自杀行为中自杀者所追寻的个人意义。自杀可能被看作在人生过程中所做的经过深思熟虑的行为，并让我们意识到自杀所涵盖的价值观。重要的是，我们的对话能让亲人们感受到与挚爱的逝者之间的心理联结。

第十一章
解构技巧

通过解构式询问让伴侣们搭上一场探险之旅

我们的文化有一种用充满问题的描述将人们和人际关系客体化的传统，并认定问题是人性或者人际关系所固有的。换句话说，人性或者人际关系才是生活中各种问题的源头。问题出在人的性格、缺陷、缺点或者关系的品质上。心理学通过心理障碍诊断分类工具将这一切体制化了。这些分类工具之一的《精神疾病诊断与统计手册》第三版（*DSM-* **Ⅲ**）最近大获成功。

■ 实证主义思潮对心理学的影响

那么，这种所谓"社会进步"是怎样形成的呢？彼此之间有着千丝万缕联系的各种思潮最终造成人的个体化，也催生了内化的论述。造成人的个体化的思潮之一便是实证主义的兴起。实证主义是一种理解世界和事物的方式，它认为世界是可以直接认识的——可以通过对现象的观察直接得出关于实在的客观知识，找到"无情的事实"，并揭示世界的"真理"。为了揭示所谓的客观真理，实证主义采取了还原的方法：即实证主义始终不遗余力地将复杂的现象还原成某些基本元素，这些元素被看作该现象的构成料件。于是，只要将这些基本元素分门别类，就可以"发现"导致该现象的放之四海而皆准的宇宙法则。

当实证主义被运用到人文科学时，人本身就成了用各种评估技术武装起来的观察者们的评估对象。人们普遍认为这些观察者是客观的，从不参与建构他们所揭示的现实。社会复杂现象例如人类的行为被还原成某些基本元素，这些元素被认为是人类行为的构成料件——例如个人特质、驱力、需求、欲望的复合体等。当人们的行为组织和社会组织出问题的时候，评估结果往往是某些基本元素发生了障碍，而且障碍还被分门别类。于是，这种障碍的分类学就展示出了"人性的真相"。

在心理学的发展史中，我们看到不少主要的流派对人类行为组织和社会组织的理解都深受实证主义思潮的影响。这些流派中最成功的几个都假设人类的行为组织和社会组织以各种方式反映了人类的心智结构或者情绪系统。这些成功流派通常被称为深度心理学；它们的方法都受到实证主义的影响，也都运用内化的论述。这些心理学流派不但统治了心理学专业领域，在大众文化领域也空前成功。

▨ 代表后实证主义的解构治疗实践

接下来我将探讨叙事疗法中的解构的治疗实践，作为实证主义流派的替代性方案，我会着重分析解构在伴侣治疗上的应用。将问题外化的做法往往是叙事治疗实践的出发点。通过一系列的提问，治疗师首先将问题的现象外化，从而呈现出问题的不同层面，接着治疗师对造成问题的背景进行一番追根溯源。整个过程就好比让来访的伴侣们踏上一场探险之旅。

提问一：针对问题导致的影响进行提问

问题如何影响来访者的看法

以下问题想问的是：当伴侣关系遇到问题后，来访者对于关系的结论、态度和看法会受到什么影响。我们通过提问引入外化的论述。首先，将问题客体化，接着再将结论客体化。

- 伴侣关系遇到的问题如何让你重新反思你们俩的关系？
- 伴侣关系遇到的问题迫使你对你们俩的关系得出了什么样的结论？
- 伴侣关系遇到的问题如何影响了你对你们俩的关系的认识？
- 伴侣关系遇到的问题让你对你们俩的关系产生了什么样的新观点？
- 伴侣关系遇到的问题强化了你针对你们俩关系哪方面的观察？

问题如何影响来访者的做法

以下问题想问的是："问题"实施了哪些操作、策略和技巧来支配来访者的伴侣关系。

- 你觉得问题怎样影响了你们俩之间的互动？
- 根据你的观察，为了应对问题，你们俩各自运用了什么样的策略？
- 你觉得问题让你们俩不得不诉诸哪些技巧来对待彼此？

提问二：针对来访者的看法和做法对伴侣关系的影响进行提问

来访者看法对关系的影响

以下问题鼓励来访者去看到，他们受问题影响的看法对于伴侣之间的反应方式和彼此的互动会带来什么样的切实影响。

- 你认为上述结论如何影响了你在关系里的一些做法？
- 对你们关系的上述认知如何影响了你们之间的回应方式？
- 你觉得你的上述新观点会如何塑造你们的关系模式？
- 你觉得上述被强化的观察会如何让你们互相猜疑？

来访者做法对关系的影响

- 你觉得上述这些行为模式对你们的关系产生了什么样的影响？
- 上述这些策略对你们的关系产生了什么样的影响？
- 上述这些技巧如何塑造了你们的关系？

提问三：针对影响来访者看法或做法的个人背景进行提问

来访者的个人史和关系式

以下的系列问题鼓励来访者认识到自己在生命历程中形成的经验、知识和做法如何造就了自己的看法和做法。这种提问方式挑战了认为人类行为完全基于主观意愿、"利益"和宿命论等的种种说法。

经验的历史

- 你过去的哪些经验让你对伴侣关系得出这个结论？
- 你的生命中曾经发生过什么样的事件，在最大限度上促成了你对伴侣关系的这种认知？
- 你的生活中出现过什么样的状况，在最大限度上形成了你对伴侣关系的这种观点?

• 你是否轻而易举地就得出了对你们关系的这些观察？这些观察又是基于你过去什么样的生活经历？

知识的历史

• 你对伴侣关系有哪些先入之见才形成了现在的结论？

• 你对伴侣关系的先入之见，是什么时候从哪里得来的，才让你有了现在的认识？你的先入之见是什么？

• 你对于成功的伴侣关系事先有着什么样的内心期待和理想标准，才让你对当前关系有了这种观念的？

• 你对于伴侣关系有什么样先入为主的观点，让你用来对比你当前的关系并做出评判的？

• 你们之间是伴侣、朋友、熟人关系，还是出于某种经济的考虑或者道德的约定，是随性相处还是对立关系？你们的这种关系模式是从哪里学来的？

做法的历史

• 我常常发现大多数夫妻之间的互动方式没有他们想象得那样与别人家不同。你们在哪里看到过类似的互动方式？

• 这些策略是你们俩关系中独有的呢，还是你们在别人的关系里也看到过的？

• 这些关系的技巧是谁第一个告诉你的，或者你是在什么情况下第一次见识到的？

提问四：对针对影响来访者看法或做法的社会空间和结构进行提问

以下问题鼓励来访者去认识到社会空间和结构如何促成了他们当前的看法和做法。

• 你觉得在什么情境下，这些夫妻关系应该如何的观点流传的可能性最大？

• 这些夫妻关系应该如何的观点在什么情境下最可能被强化？

• 谁最可能会对夫妻关系抱有这些观点，他们的社会影响力如何？

• 如果你要质疑这种夫妻关系应该如何的态度，你觉得对你而言，最大的社会服从压力会来自哪里？

• 如果你下决心在伴侣关系里舍弃这些做法，你会付出的相应的社会代价是什么？你会最让谁大失所望？

● 你觉得这些策略在什么情形下最为普遍？为了维持这些策略，人们是怎么将其正当化、合理化的？

● 具体在什么地方，这些技巧决定了人们的互动方式？

提问五：针对来访者看法和做法的习得过程进行提问

以下问题探究人们是通过什么样的过程学会他们关于伴侣关系的知识和做法的。

● 你是怎么学会接受这种夫妻关系应该如何的观点的？

● 你是怎么被教会用这些条条框框来塑造你的关系的？

● 是什么社会力量迫使你想要符合这种伴侣关系模式的？

● 你是如何被鼓动去运用这些做法来经营伴侣关系的？

● 你是如何被支持去运用这些关系中的计谋的？

提问六：针对来访者习得这些看法和做法后所带来的影响进行提问

● 在你成功地被说服接受了这些观点后，这些观点给你们的关系带来了什么影响？

● 接受了这些观点以后，它们怎样影响了你对伴侣关系的态度，又如何影响了你对待伴侣关系的应对方式？

● 作为这些做法的信徒，你觉得这些做法会如何支配你们关系的未来？

■ 解构之后还需重建

本章详细描述了我们的治疗实践是如何进行解构的，但没有谈到如何进行重建的工作。因此我们的讨论并不完整。正如解构的过程要让伴侣踏上一场探险之旅，重建的过程也致力于让人们戏剧化地投入自己的生活。如果可能的话，治疗师和其他人都要引导来访者去探索重建工作中的神秘之处。

重建的治疗实践包括：询问独特结果的问题，改写对话的问题（包括行动蓝图和意识蓝图），询问转化性改变的问题、询问替代性做法以及替代性知识如何传播的问题等。并且在实务中，我们还常常需要用性别分析和政治分析的框架来审视上述问题。

后记
关于叙事疗法的持续对话

为了把麦克未发表的作品结集成书，继承他叙事疗法的宝贵遗产，我们既要回顾过去，也要展望未来。既要参考个人的意见，也要融入集体的思考。麦克与我初次相识距今已经 37 年了，在其中的前 36 年里，我们一直在一起。在此我想分享一下自己的见解，同时也要引述来自不同国家众多叙事治疗从业者的看法。这得感谢大家对我下面这份邀请信的慷慨回复：

您好，我是谢丽尔，我有个特殊的请求。

您也许得知了我们正把麦克·怀特未发表的论文编撰成书。在整理他的文稿时，我们发现了不少货真价实的宝贝。整个过程让我们获益良多。文稿的编辑工作时而让人温柔怜悯，时而又让人深深吸引，启发反省。书编得很顺利，就快完稿了。

经过再三斟酌，我们决定邀请来自不同国家、地区和文化背景的叙事治疗从业者共同参与此书后记的撰写。这就是我写这封信的出发点。我不知道您是否愿意为此尽一份力。

在后记里，我们想考察麦克的理念是如何在不同的文化背景中传承和应用的。因此我们设计了一系列的问题，并邀请许多人来回应。你们的答案将被整理成一份集体性作品。我们希望能编织出一幅色彩斑斓的织锦。当然，我们也会对大家的贡献衷心致敬。

邀请信一经发出，我们就收到了来自世界各地充满深思、饱含真挚的回应。在分享这些回应之前，我想先带大家回到叙事疗法这个术语尚未诞生的年代，并描绘一幅当时的社会风情画。正是这些社会背景才让叙事疗法得以应运而生、蓬勃发展。因此只有了解当时的社会背景，大家才能充分领会本书所收录的文章以及麦克治疗实践的宝贵遗产。

麦克生于 1948 年，第二次世界大战刚结束不久。在澳大利亚，我们的父辈和祖辈中的许多人都在第一次世界大战和第二次世界大战中服过役。我们这一代是在这两次世界大战的阴影下长大成人的，后来又爆发了越南战争。我和麦克是在学习社工时相识的，不过我们俩是在参加反对越南战争的游行示威时才真正相知的。这些反战示威游行体现了澳大利亚代际关系的深刻变化。我们很确定老一辈人做错了，他们仓促地诉诸武力，完全没考虑其他选项。老一辈人则认为我们这些参与游行的年轻人充满理想主义，过于天真。但老一辈的反对并没有让我们有所却步。感觉年轻一代真的觉醒了。当澳大利亚军队最终奉命回国时，社会上的大多数人都清楚地看到了反抗运动的威力，它影响了人们对战争的态度。当时看来，澳大利亚的社会结构也发生了悄然的改变。我们年轻一代信心倍增，每个人都勇于质疑和挑战权威。我们不再对老一辈言听计从。但我们并不粗野或无礼，而是被赋予了力量，充满了活力。那是个一切皆有可能的年代。我们坚信世界一定会改变，而我们年轻人将责无旁贷地推动这一改变。

那也是个女性解放的年代，也就是后来的女权主义运动。我们目睹了身边的家庭关系和人际关系正发生着变革。自古以来被视为天经地义的两性互动方式也发生了变迁。改变不但可能，甚至势不可挡，并涉及生活的方方面面。

为什么在考察麦克的工作以及叙事疗法的形成历史时，非得提起这些社会背景呢？因为在我的心目中，这两者是直接关联的。在我们所处的年代，风起云涌的社会运动不断冲击和挑战着各个领域中理所当然的权威。一开始，火力集中在反对越南战争和女权运动上。后来，焦点发生了变化：同许多人一样，麦克也决心挑战心理健康服务和精神病学中那些理所当然的权威，并提出替代性的改革方案。

20 世纪 60 年代以来，学者们诸如米歇尔·福柯（Michel Foucault）、欧文·戈夫曼（Erving Goffman）、R.D. 莱因（R.D. Laing）、托马斯·沙茨（Thomas Szasz）、

弗兰科·巴撒格利亚（Franco Basaglia）纷纷撰写文章批判精神病学中的常规做法，以及精神病学观点给社会所带来的整体影响。曾经在心理健康机构遭受屈辱和病情恶化的消费者／幸存者们也开始发起运动，呼吁改革。我们这一代曾经目睹过一场社会运动阻止了战争，接着另一场社会运动改变了两性之间的看法和相处方式。而在当时，很多国家的人们也下定决心要改变社会对待那些遭遇社交困扰和情绪痛苦的人们的方式，这一切便造就了麦克为之激情澎湃的生命事业。也正是这种献身精神促成了叙事疗法的兴起。

这种献身精神除了乐观和决心之外，也伴随着兴奋、冒险和合作。20世纪80年代早期麦克和大卫·艾普斯顿结识，从此他们俩的伙伴关系就一直充满乐趣和激情。他俩喜欢彻夜长谈，别人眼里的"加班"，他们恰恰甘之如饴。那些日子家里没什么钱，长途电话又很贵。为了能让麦克和远在新西兰的大卫通上长途电话，我们不得不省吃俭用。他们的通话经常是："你肯定不会相信的，今天我见到了这样一位来访者！有个小孩子他是这么做的，而他的家长则是那么做的，于是我做了这些干预，还做了那些尝试，不过有些做法完全没效果啊……"或者："阿普啊（译者注：Eppy，艾普斯顿的昵称），我得和你聊聊了。今天我试着做了这个，可完全不管用啊，明天我还要见他们。我可真的没招了，该怎么办才好啊？"他俩既是合作者、朋友，也是一对好兄弟。这种关系意味着麦克随时可以给大卫打电话，毫无顾忌地分享自己所有的错误，畅所欲言地谈论自己全部的梦想。若非如此，本书所收录的这些文章都将不复存在。

在展望未来之前，我还想提一个与过去有关的主题，它和"无所顾忌"有关。麦克之所以能形成和发展叙事疗法的观念，部分是因为他一直在意志坚定、全情投入地挑战心理健康体系中的既定观念。与此同时，这个过程还带着某种无所顾忌的态度和非常多的笑声。麦克这人有点滑稽，我想这与我们成长的社会背景有关。

我是在农场长大的，哥哥彼得是我们家族头一个上完高中的人。麦克来自工人家庭，他姐姐也是他们家族第一个高中毕业的人。在我们入行时，社会工作和心理健康领域几乎约定俗成是中产阶级所从事的职业，我们则显得有点离经叛道。我们很放肆，我们也很喧闹。我觉得有时候我们甚至有点粗鲁。但我们也有很多的欢声笑语。

在中产阶级的职场里我们是局外人的事实意味着怀特常常会反其道而行之。当他在精神病院做咨询师的时候，人们普遍认为有着幻听和神经病的人在精神上一无所有：这些患者既无法说出自己的经验，心智也已经破碎。因此他们是应该被藏匿起来的"异类"。当麦克在一家州立精神病院工作的时候，他对待病患的方式与这些所谓的专业态度截然不同。有个故事可以说明这一点。

麦克习惯走路去这家精神病院上班，为此他每天都要穿过一个公园。一天，麦克走着走着，裤子上的扣子掉了，裤子滑了下来。麦克只好不辞辛苦地提着裤子赶路。他最终还是赶到了医院并坐定给山姆问诊。山姆是个"病人"，因为幻听住在封闭病房里。在麦克问诊的同时，一个家庭治疗团队正坐在单向镜后面观察。麦克和山姆的对话大致如下。

▶ **麦克**：山姆，你会不会害怕某些你压根不想发生的事情最终还是发生了？
▶ **山姆**：当然。

▶ **麦克**：那你会因为害怕而做噩梦吗？
▶ **山姆**：是的，有时候会的。

▶ **麦克**：那你有没有遇到过噩梦应验的情况？也就是说，你最担心的事最终还是发生了？
▶ **山姆**：是的，当然。我知道你的意思。这在我身上发生过好几次了。

▶ **麦克**：啊，你有没有做过裤子滑落到脚踝上的噩梦？
▶ **山姆**：我梦到过啊！

▶ **麦克**：在来医院的路上，我也发生了同样的囧事。我扣子掉了，裤子一直在往下滑。
▶ **山姆**：（这时，山姆看上去很担心的样子）啊，我可知道这种感觉，你最害怕的事还是发生了，你预感它要来了……于是，它还就真的来了。那你当时做了什么？

▶ **麦克**：呃，真的很尴尬，我到现在还没找到扣子，只好遮遮掩掩的。你觉得我该怎么办？

▶ **山姆**：你知道吗？我这就回病房去，我有个别针可以帮你救急。

山姆马上去找了个别针来，借着这件事所带来的情谊和动力，咨询得以继续。这时，单向镜后面的专家团队都看入迷了，因为在刚才的互动中，咨访关系的传统权力关系被反转了。长期幻听的患者突然帮了治疗师一个忙，用别针帮治疗师把裤子穿了起来。这么做对麦克而言属于家常便饭，他善于通过对话来重新赋予对方尊严和价值感。但这完全背离了当时的专家文化。治疗师去邀请并承认"病人"的建议、想法和贡献在当时是极不寻常的做法。

在展望未来之前，我还想再提一个关于过去的主题。那就是麦克在创造叙事疗法实践时所采取的充满独立精神的学术方法。麦克不是一个墨守成规的学者。事实上，他对传统的学术圈和研究界抱有极大的怀疑，并在整个职业生涯中始终游离在正统体制之外。从 20 世纪 80 年代早期开始，他立志要建立一个独立的中心来培养脱离官僚体制的创造性思考。在他一生的大多数时间里，麦克的观点都被视为主流学术之外的另类，甚至过于"极端"。直到近些年，叙事疗法的观念才开始被不少的主流机构所接受。一方面，这个趋势代表麦克所献身的挑战心理健康体系传统思维的志业正在不断推向前进；另一方面，这也表明保持这种充满独立精神的学术方法对于发展叙事实践是至关重要的。麦克的思想有两个源头：其一是他广泛的临床实践经验。他常说，叙事疗法是他和来访家庭共同的研究成果；其二是他从心理专业以外的学者那里获得的启发（比如，贝特森、布鲁纳、梅耶霍夫、维果茨基、福柯、德里达，还有德勒兹）。大卫·艾普斯顿向他引荐了这些学者。当麦克阅读这些学者的作品时，他不是只读一两遍而已，而是深入全面地钻研。他不但读了所有市面上能找的这些学者的作品，还读了很多对于这些作品的评论文章。这就是我提到的充满独立精神的学术方法。

我相信本书所汇编的麦克文章体现了以下的主题：

• 他致力于变革心理健康体系中的权力关系时所体现的热情和决心；

• 麦克和大卫在不断创造叙事疗法独创观念和全新实践的过程中所特有的兴致盎然、激情澎湃、并肩作战的探险精神；

- 麦克与来访者的关系中俯仰皆是的无所顾忌和幽默感；
- 一种将独创的叙事观念与治疗实践紧密结合的充满独立精神的学术方法。

还有一点，麦克对工作兢兢业业。在整个职业生涯里，麦克总是充满活力、意志坚定地接待来访家庭、写作、教学，并接触了大量来自不同文化背景和国家的叙事治疗从业者。因此，他的思想扎根在异常丰富广博的文化背景中。在此，我想对这些叙事治疗从业者的回信致以谢意，接下来，我会择要概述麦克的工作所泛起的涟漪，以及不同国家的治疗师和社工是如何继续开创叙事治疗的全新方式的。

■ 运用叙事疗法来应对创伤：从卢旺达到巴勒斯坦

叙事疗法实践最重要的发展领域之一就是运用叙事疗法来应对创伤。来自伊布卡（Ibuka）的治疗师与国际杜维曲中心的合作，进行最前沿的研究工作，探讨如何运用叙事疗法来处理"重大创伤所导致的记忆问题"[参见丹柏洛夫（Denborough，2010a）；丹柏洛夫，弗里德曼和怀特（Denborough，Freedman & White，2008）]。同样地，来自巴勒斯坦雷玛拉治疗康复中心的治疗师们也正在开创与当地文化形成共鸣的叙事实践[参见阿布瑞彦（AbuRayyan，2009）]。

■ 将叙事疗法应用到机构咨询和教练技术中

在欧洲等地，叙事疗法实践的观念正被应用于机构咨询、教练技术和职场，尤其是在丹麦和法国[参见勒布朗 - 萨赫农（Blanc-Sahnoun，2010）；弗里德曼和库姆斯（Freedman & Combs，2009）；拉普兰特和德比尔（Laplante & De Beer）*；索伦森（Sørensen）*]。皮埃尔·布兰克 - 萨赫农（Pierre Blanc-Sahnoun）告诉我们：

我们正在运用叙事疗法处理职场中的种种问题，例如工作场所的自杀、艰苦工作和经济危机，裁员计划，工厂拆毁等；在实践中，我们与公司的管理层精诚合作，让人们明白员工对于"改革的抵制"不是一种组织功能障碍，反而恰恰证明了员工的集体智慧，以及他们内心的希望和价值。我们试图解构全球性的"管理绩效"的主流叙事，并希望建立起强大而和谐的职场社区，推广充满尊重的职场文化和实践（勒布朗－萨赫农*）。

■ 对于叙事疗法持续不断的理论探索

在大卫·艾普斯顿和麦克·怀特的引领下，许多叙事治疗从业者持续不断地学习和汲取心理治疗领域之外的思想所带来的启示。包括阅读德勒兹（Deleuze）[凯里（Carey）*；温思雷（Winslade，2009）]、维果茨基（Vygotsky）[库图佐娃（Kutuzova）*]、里克尔（Ricoeur）、雷维尔（Revel）、莱维（Levi）和普罗斯特（Proust）[拉普兰特和德比尔（Laplante & De Beer）*] 等学者的作品。大卫·艾普斯顿不断把一些新的作者和思想家介绍到这个领域 [包括希尔德·林德曼·纳尔逊（Hilde Lindemann Nelson）]。叙事疗法从业者们持续探索的怀特的概念之一就是"缺席却隐含"的价值。我们相信本书的第九章"应对创伤经验"，可以给叙事治疗从业者们提供研究这一概念更多的思考工具。关于这个议题的最新作品，可以参阅沃尔特、凯里和罗素（Walther, Carey & Russell, 2009）所撰写的《治疗种族屠杀阴云下的记忆问题：伊布卡创伤咨询师们的工作》（Working with Memory in the Shadow of Genocide: The Work of the Trauma Counselors of Ibuka）[丹柏洛夫（Denborough, 2010a）]。

■ 对叙事疗法所进行的持续研究

尽管怀特对他称作"二手研究"的做法颇为怀疑（和大卫·艾普斯顿一样，他把治疗理解为与来访家庭共同进行的第一手研究），但人们正在开展范围广泛地针对叙事疗法的创造性研究项目，其中很多研究项目的文档都被收录到杜维曲中心网站的近期研究资源库中（www.dulwichcentre.com.au/narrative-therapy-research.html）。这个资料库还收录了林恩·沃罗曼斯（Lynn Vromans）对叙事疗法的过程和效果的开创性研究 [伍罗曼斯和史怀哲（Vromans & Schweitzer, 2010）]，约翰·斯蒂尔曼对叙事疗法治疗创伤的最新研究[斯蒂尔曼（Stillman）*]，以及吉姆·杜瓦尔（Jim Duvall）和劳拉·贝雷斯（Laura Béres）对将叙事疗法的实践、培训和研究相结合的探索性研究 [杜瓦尔和贝雷斯（Duvall & Béres）]。

■ 激发社会行动与经济发展的叙事治疗实践

卡莱布·瓦孔古（Caleb Wakhungu）的工作和乌干达乡村埃尔贡山社区的自

助项目是麦克教学成果传播的生动例证。2006 年麦克曾在乌干达讲学，如今叙事治疗的概念已经在埃尔贡山得到了广泛应用，并引发了一系列社会行动和经济发展项目，以及"抬起头，摆脱阴霾"[瓦孔古（Wakhungu）*]项目。这些项目的参与者包括儿童、青少年和成年人，效果相当喜人。如果我们祈愿麦克生前能亲眼见证某个项目的实现，这个项目肯定位列其中[参见丹柏洛夫（Denborough，2010b）]。

■ 叙事疗法在翻译过程中的收获

随着英语非母语的治疗师开始运用叙事治疗的观念，叙事疗法的翻译过程也促成了全新的实践。因为翻译的过程必然会带来对于叙事治疗领域的新颖理解和创新工作方式。有鉴于此，马塞拉·波兰科（Marcela Polanco）、娜塔莎·萨维列娃（Natasha Savelieva）和达丽娅·库图佐娃（Daria Kutuzova）创建了"翻译的收获"项目[另参阅波兰科和艾普斯顿（Polanco & Epston，2009）；乌里韦（Uribe）*；格兰德索（Grandesso）*]。这类探索的范围极其多样和广泛，从伊沙·沙利夫（Yishai Shalif）在以色列正统犹太社区推广叙事理念，到塞克尼·哈穆德·贝克特（Sekneh Hammond-Beckett）在澳大利亚悉尼市伊斯兰血统的年轻人中所做的创造性实践等不一而足，后者是这么说的：

我出生在黎巴嫩一个信奉宗教的家庭。我们家有丰富的讲故事传统。我的整个童年期都沉浸在天方夜谭的民间故事里。在和说阿拉伯语的人工作时，叙事治疗实践把我和讲故事的传统连接在了一起，这种讲故事的传统能够保持和尊重我们的生活方式。然而，事情总有其复杂性。比如，阿拉伯语中名词不是阳性的就是阴性的。因此，我们所说的每个单词都隐含着与性别有关的期待和意义。叙事的观念能支持我应对语言所带来的两难情境。它鼓励我用一种好奇和尊重的立场来看待历史、政治和情境对我们生活的影响，并让我反复揣摩语言方式所带来的影响，而不是将所谓普世性的西方理解强加给来访者（哈穆德·贝克特*）。

■ 人们开创了形形色色的治疗性文件

介绍叙事疗法发展的专著《叙事疗心》(Narrative Means to Therapeutic Ends)[怀特和艾普斯顿（ White & Epston，1990 ）]，向心理治疗届推介了治疗性信件和治疗性文件的概念。如今叙事治疗师们正在不断探索和引入更多种类的治疗性文件，其中包括许多人参与制作的、会随着时间的推移不断更新的"活"文件 [纽曼（ Newman，2008 ）]、卡通画 [奥德和艾玛（ Ord & Emma，2009 ）]、绘画作品 [考利克（ Colic，2007 ）]、歌曲 [丹柏洛夫（ Denborough，2002，2008); 魏瓦尔（ Wever，2009); 何加迪（ Hegarty，2009 ）]、叙事图谱 [贝拉（ Bera ）*]、护身符 [库图佐娃（ Kutuzova ）*]。有些叙事治疗师还将心理学之外的专业性报告转换为共同书写的身份文件 [斯托克尔（ Stockell ）*]。此外，集体叙事文档 [丹柏洛夫（ Denborough，2008 ）] 也正在被运用到不同的文化情境中，包括越南 [斯蒂尔曼（ Stillman ）*] 和墨西哥 [迪亚兹 - 史密斯（ Diaz-Smith ）*]。凯瑞·科尼（ Carry Gorney ）最近在英国主持了一个叙事项目，也使用了治疗性文件，那就是她所拍摄的年轻母亲和孩子之间的互动和一些甜蜜瞬间。这个项目在支持"高危"母亲方面大获成功，现在正在利物浦的难民社区中被不断复制 [福克斯（ Fox ）*]。综上所述，叙事治疗的治疗性文件种类的丰富程度和发展前景是无可限量的。

■ 运用叙事疗法与原住民一起工作

20 世纪 80 年代中期以来，麦克开始与澳大利亚原住民同事一起合作，这些合作形成的宝贵遗产一直延续到了今天。芭芭拉·温加德（ Barbara Wingard ）仍然在积极参与杜维曲中心基金会的众多原住民社区项目。其中一个项目最近结出了硕果：出版了图书和唱片《咿呀马拉：美妙的励志故事——来自赫曼斯堡的纳塔利亚族人》[丹柏洛夫，温高和怀特（ Denborough，Wingard & White，2009 ）]。原住民同事们还在不同社区里运用了生命树的叙事方法（杜维曲中心基金会，2009 ）。芭芭拉·温加德最近还发展出了关于"横向暴力"的外化对话脚本 [温高（ Wingard，2010 ）]，用来帮助人们开展有益的对话应对原住民社区内的冲突。在其他方面，"爱心关联"社工创造性地运用叙事方法帮助原住民与被拆散的家庭成员重新建立联系。正如绍娜·罗素（Shona Russell）*所述："我们总有办法运用叙事实践来应对澳大利亚历史上的不公正所带来的现实问题。"

2006—2007年，麦克还参与了安大略省多伦多市郊的"邻近社区项目"。该项目致力于解决加拿大六国保护区的居民和喀里多尼亚市民之间出于土地权属争议而产生的冲突。这一项目目前还在持续产生着积极影响（杜瓦尔*）。

■ 发展严谨的叙事疗法培训项目

目前，可供叙事治疗治疗师们参加的叙事疗法培训项目的机会之多早已今非昔比。很多国家都开展了叙事疗法工作坊和培训课程，包括澳大利亚、新西兰、以色列、北美，而且选择只会越来越多。这方面的最新进展包括在新加坡和希腊举办的叙事疗法长程课程、在英国刚成立的叙事治疗学院，以及规划中的欧洲叙事治疗大会。杜维曲中心和巴勒斯坦拉马拉的折磨与创伤受害者康复中心（Trauma and Rehabilitation Center for Victims of Torture and Trauma in Ramallah Palestine）合作开展了一个为期3年的项目。此外，杜维曲中心国际叙事疗法和社区工作硕士文凭每两年都会招收来自世界各地叙事疗法的治疗师。叙事疗法培训的发展还包括玛莎·坎皮洛（Martha Campillo，2009）用西班牙语出版的有关叙事疗法实践的教学专著以及盖尔·伦德比（Geir Lundby）原创的"阶梯式提问"，后者帮助人们运用叙事疗法实践中的架设桥梁式的对话蓝图（scaffolding map）[伦德比（Lundby）*]。在过去的5年里，通过托德·奥古斯塔-斯科特（Tod Augusta-Scott）*的培训，麦克的观念已经被运用于施暴男性，这些暴力状况对加拿大大西洋四省的人群产生了深远的影响[奥古斯塔-斯科特（Augusta-Scott）*]。这些不过是叙事疗法培训蓬勃发展的几个例子而已。几乎每隔1周，就会有人宣传在世界某个地方将会进行一个全新的叙事疗法培训项目。

■ 在心理治疗领域之外的叙事实践

叙事的理念正不断超越咨询与治疗室的范畴进入了众多其他的领域：比如，应对校园中的霸凌行为，调解与重建正义项目[温-斯莱德（Win-slade）*]。"叙事取向的生命树"[恩库贝（Ncube，2006）]现在被广泛运用于学校或者团体中的儿童，"生命的团队"也是如此[丹柏洛夫（Denborough，2008）]，后者以运动隐喻来帮助年轻人处理创伤，而无须直接谈论它们。这两种方法的诞生始于麦克在生命最后几年参与的非洲之旅。另外一个例子是"英雄书"（hero book），这是乔纳森·摩根（Jonathan Morgan）发起的：

> 麦克·怀特和大卫·艾普斯顿的工作为英雄书奠定了基础。这是一本名符其实的书，用纸张、绳线和墨水来制作和装帧，用来记载改写过的生命故事。在非洲，这项工作的发展令人振奋，因为英雄书被纳入了国家课程体系和教学大纲，俨然成了主流。在教室上课时，小学生们会在每学年花上一两个学期来制作他们自己的英雄书。通过进入主流以及与政府的合作，这个项目将来可以实实在在地惠及几百万孩子。我想麦克应该会很有兴趣见证这个进展，看看他对世界的影响是如何落地生根的。我想当他看到孩子们用斯瓦希里语、尼泊尔语、阿拉伯语等书写的英雄书，尤其看到孩子们用图画所描绘的愿望、目标以及用外化的方式命名那些妨碍目标实现的障碍，或者看到"生命俱乐部""恶作剧与小技巧"和"会员重组派对"等篇章时，应该会非常享受（摩根 *）。

发展虚拟的叙事实践来促进社区建设

网络在叙事实践的传播和发展中正起着越来越大的作用。比如在俄罗斯，达丽娅·库图佐娃让大众得以免费在线浏览一些俄文的出版物：

> 这些资料是各行各业的人探索和研究的成果。在一个社群感已遭破坏的社会，叙事的方法让人们得以推进社区的重建工作。我们首先在线上建设社区，通过共同关心的话题来将人们团结在一起，然后再逐渐把这些社区落实到"线下"的"真实生活"中去。叙事的世界观尊重对话者，注重社群，促进贡献，用共同的主题联结生命，并开拓自我身份认同的全新领域。这种世界观已经成了一种亚文化现象，激励着人们去开创替代性的自我沟通和人际交流的飞地，并为实现这一切提供了工具。比如，首届俄罗斯"秘密"酷儿大会的组织者运用了叙事治疗实践中的"见证"和"界定仪式"的方法，让本届大会推崇多元性的氛围更加开放（出于安全考虑，大会

只能"秘密"地举行，因为俄罗斯当前社会中对同性恋的恐惧、无知和攻击还是非常严重的）（库图佐娃 *）。

叙事疗法的在线培训也与日俱增 [参见萨克斯（Sax，2008）；萨克斯和休斯（Sax & Hughes）*]。叙事联络网：一个叙事治疗从业者的国际交流网（www.dulwichcentre.com.au/narrative-connections.html），目前的注册会员已经涵盖 37 个国家。从会员列表中可以找到各种语言的叙事疗法网站和博客链接。

2009 年，《探索：叙事治疗电子杂志》（ *Explorations: An E-Journal of Narrative Practice* ）的首发标志着叙事理念和实践传播的又一大进展。这份免费的电子杂志依靠来自世界各地组织的支持，希望可以提供各种渠道来支持那些资源匮乏、培训和督导机会较少的国家的叙事治疗从业者们，比如马克苏达·贝根（Maksuda Begum），正努力将叙事治疗引入孟加拉国（贝根，2007）。

以麦克的观念为基础来帮助陷入困境的社区

麦克去世以后的这些年里，他的很多观念被用来指导人们应对各式各样的社区所遇到的困境。杜维曲中心基金会就是为了这个目标而设立的。基金会最近在波斯尼亚的斯雷布雷尼察开展了一个项目。而"集体叙事实践"则是一种帮助陷入困境的社区和团体的新兴领域（丹柏洛夫，2008）。

▓ 心理健康领域中的叙事治疗实践

既然麦克下定决心要影响和变革心理健康领域，那么举出一些在精神病学机构里运用叙事疗法的例子是必不可少的。奥地利萨尔斯堡大学儿童青少年精神病学诊所便是一例：

尽管我早已将叙事的视角运用在门诊工作中，我们诊所直到最近才开始尝试在儿童青少年住院部实施叙事疗法的观念和实践。我们最新的项目是筹划组建一个由住院青少年病人组成的治疗小组。组名是"从内心的破坏性声音中解放出来"。麦克·怀特关于外化对话的观念在我们的机构里已经被广泛地应用于治疗工作。对于这群被自我憎恨和自我伤害的思维深深困扰的年轻人，我们设法帮助他们与那些内部声音拉开距离，从而去探寻他们生命和人际关系中非主流的替代性故事。对此，我们利用了有类似经历的其他年轻人所撰写的信件。在这些信件中，他们会向小组成员提一些问题，激发他们去曝光并认真检讨这些问题背后的真相。我可以想象，我们的诊所将发展出一套针对住院患者的叙事取向的治疗理念 [克伦比克勒（Kronbichler）*]。

另一个重要的例子是露丝·普鲁兹尼克（Ruth Pluznick）和娜塔莎·基希讷斯（Natasha Kissines）所从事的治疗工作，对象是父母一方或一名家庭照顾者患有严重精神疾病的家庭 [普鲁兹尼克和基希讷斯（Pluznick & Kissines，2008，2010）]。他们的工作不但提供空间让年轻人和成年人得以从精神健康障碍的影响中重建人际关系，也提出了一个问题（普鲁兹尼克 *）："如果我们放弃'正常家庭'的观念，生活会发生什么样的变化？"

在心理健康领域还有很多应用叙事理念的例子，从美国的日间治疗项目 [卡赞（Kazan）*] 到澳大利亚的心理康复服务 [奥尼尔（O'Neill）*]，再到日本的心理健康教育 [小森（Komori）*]。

■ 叙事实践如何影响治疗师的生活：治疗师的个人感悟

麦克对叙事实践如何同时影响治疗师和来访者的生活抱有极大的兴趣（参见怀特，1997）。我们简单调查了在专业领域，叙事理念是如何被形式多样、不可胜数地传承和复兴的，在此有必要引述两位治疗师的个人感悟，谈的是如何继承麦克的精神遗产。在麦克所有的作品中，被治疗师们提到次数最多的可能是《再次说哈罗》（Saying Hello Again）（1988/1998）以及他鼓励来访者重建与逝者关系的做法，大家都说这两者对治疗师自身的生活影响深远 [海德克（Hedtke）*；纳瓦南（Navartnam）*]。对此，来自墨西哥的库基·托莱多（Cuqui Toledo）解释说：

我想换种方式，用我的亲身经历来回答这个问题。麦克第一次来墨西哥的时候，我去见他并当面感谢他的佳作《再次说哈罗》。我告诉他这篇文章真的很有帮助，激励了我对事业的坚持。当我告诉他我儿子几个月前因为艾滋病去世时，我看到他眼里闪着泪花。我还以为他流泪是当时的空气污染造成的，可当我问起的时候，他却告诉我："我流泪是因为我能体会你所承受的这份苦痛。"从那一刻起，我下定决心要成为麦克这样的治疗师，像他对待我那样和别人心连心（托莱多 *）。

凯特·魏因加滕（Kaethe Weingarten）也有类似的描述：

今天以前，我会说麦克的思想框架架设了一座桥梁，将对社会政治状况的宏观分析和日常生活的微观政治联系在了一切，这对我的治疗和写作最有启发。今天，我意识到在我们家庭生活的很多关键时刻里，叙事理念是我们生活意义的根基，这个寻找意义的过程是充满建设性和生气勃勃的，既抚慰了羞耻感、怀疑和哀痛之情，又激发好奇心和原动力。我觉得麦克治疗工作的未来就在于这份洞见：个人生活可以改变专业，而专业也反过来改变个人生活。我有过很多类似这种"啊哈"的领悟瞬间，每一次都让我信心百倍地去胜任我的各个角色。叙事治疗的本地化需要的不仅仅是欣赏叙事理念的人，更是那些因为叙事理念而改变了人生的人（魏因加滕 *）。

还有一件轶事值得一提，来自杰夫·齐默尔曼（Jeff Zimmerman）：

我记得 20 世纪 80 年代末我和麦克的一次对话。我当时在运用叙事疗法的观念做伴侣治疗。一如往常，麦克对我的想法总是发自内心地感兴趣。于是，我谈了我的想法，麦克说："你这办法听起来真棒。"他的评价除了让我感觉很棒之外，也为我开启了一扇大门……自由的感觉！原来我们可以有那么多不同的方式来做治疗（齐默尔曼 *）。

■ 像好朋友一样的局外见证人实践

治疗师可以灵活运用叙事治疗的理念来发展自身实践的这份自由感，有一个地方可以提供鲜活的例证，那就是中国香港。秦安琪（Angela Tsun）说麦克的理念在中国香港成了叙事治疗工作者的"好朋友"。尤其体现在局外见证人的做法里，麦克常说这是他得心应手的最有力量的治疗实践：

> 以前我们从来没有想到过局外见证人的做法能有如此重大的意义，直到我们亲眼目睹它不但深刻地影响了来访者，也影响了我们这些从业者的个人身份认同和专业身份认同。在中国香港，很多社会服务机构创造性地发展了多种多样的局外见证人项目来帮助各行各业的人们：老人，年轻人，父母和边缘人群。其中一个项目叫作生命银行，它通过局外见证人的做法在以下的人群中建立联结或者重建关系：吸过毒的年轻人、没吸过毒的年轻人、吸毒年轻人的父母、不吸毒年轻人的父母。还有许多其他的项目，其中有些关注性骚扰或性虐待的经验，另一些则关注被同性吸引的年轻人。麦克的理念真的成了我们的好朋友（秦安琪*）。

■ 展望叙事疗法的未来

在这篇后记接近尾声，展望未来之际，应该纳入巴西治疗师的看法。巴西治疗师们运用叙事理念的方式一直让麦克大感兴趣。他大力赞赏了在巴西遇到的那些充满活力、深思熟虑的治疗师们。2011 年第 10 届国际叙事疗法与社区工作会议将在巴西萨尔瓦多召开。无疑，此次盛会将推动叙事治疗以多姿多彩的方式不断前进。其中有一项特别让人兴奋的进展是马里莱妮·格兰德索（Marilene Grandesso）把叙事疗法和"社区治疗"相结合的例子：

> 作为叙事疗法本地化创新的范例，精神病学家阿达尔韦托·巴雷托（Adalberto Barreto）在巴西运用叙事实践创立了社区治疗联盟。在我主导的机构里，我们有机会成为各类社区的合作伙伴，不但改写参与者的个人故事，而且创建集体性的"组织"来涵盖用于形成集体身份认同的叙事实践。在社区治疗中，在最终的仪式上，我们运用了集体性叙事文件，这让对话的片段变得清晰可见，活灵活现，我们将它们转化成美妙的拼图（格兰德索*）。

另一位巴西治疗师玛丽亚·艾杰尔·特谢拉（Maria Angela Teixeira）则很清晰地说明了治疗师是如何对叙事疗法的形式进行创新的：

正如作家可以用日常的词汇创造出新鲜的说法一样，我希望巴西的叙事疗法从业者也可以对叙事疗法的形式进行创新。我们将运用叙事疗法创始人麦克·怀特和大卫·艾普斯顿带给我们的词汇、概念和实践创造出一些全新的方法。这才是我们表达感激和敬意的方式（特谢拉＊）。

这种创新精神和我在本章开头所概述的叙事疗法发展史一脉相承。尽管叙事疗法最早是在澳大利亚和新西兰发展起来的，使用的是英语，可恰如这篇后记所言，叙事疗法的未来将取决于从业者的多元性。叙事疗法最令人兴奋的进展目前发生在非洲、亚洲、中东和南美，而叙事的对话也正以西班牙语、葡萄牙语、阿拉伯语、中文、希伯来语等语言持续进行着。

还有一点很重要，那就是心理健康专业领域之外的很多人也在运用和变革着叙事实践。对此袁安琪（Angel Yuen）写道：

看到有着多元背景的人们，包括来自不同文化的社区领导、牧师、心理健康服务的消费者、社区工作者，都开始在他们各自的社区里运用叙事实践，不禁让人欢欣鼓舞，充满希望。我们不禁兴奋地设想叙事治疗的未来，届时会有更多的平台服务于不同文化背景的儿童、青少年、成年人，让这些来自多元化以及边缘化社区的成员们可以分享彼此的心声、技能和知识。我始终不变的愿望就是我们这些叙事治疗执业者可以携起手来，找到合适的方法来充分利用我们的专业能力和优势，给如今尚显脆弱的孩子和年轻人们开启更多的可能性，让他们有一天可以成为叙事实践领域的发言人和领导者（袁＊）。

叙事疗法的发展和变革一直在进行中，未来还需要所有人持续不断的努力。在众多有益因素中，艰苦奋斗的敬业精神和共同协作的探险精神是发展叙事疗法的两大核心要素。既然我们都致力于继承和发扬麦克留下的宝贵精神财富，那么只要一想到有那么多的人都参与了进来，大家又是如此不同和多元，又怎么会不让人深感安慰，信心百倍呢？

谢丽尔·怀特

为这篇后记贡献文章的叙事治疗执业者很多。作者名字旁边的 * 意味着这段文字来自其中的一篇文章。欲查看这些文章的汇编，请参阅 www.dulwichcentre.com.au/michael–white–archive.html。

跋

致　谢

任何一部麦克的书都少不了要深深致谢卡尔·汤姆（Karl Tomm）。我们初识卡尔是在 20 世纪 80 年代中期，当时他来澳大利亚做巡回演讲。那次会面成就了一段持续多年的深厚友谊。卡尔当时给人印象非常深刻。他不仅在实践上经验丰富，对理论也有极大热情。我们的讨论非常激烈，也交换了各种意见。他被麦克的工作吸引，因此一回到加拿大就积极张罗为麦克"开启空间"，好让麦克的声音和理念得以在北半球传播。当时麦克只是一个年轻的阿德莱德劳工阶层的社工，卡尔则是加拿大资深的精神病学教授，卡尔却能同怀视之，这是何等的胸怀。每次卡尔受邀去举办工作坊，他都会告诉主办方：他要和一位正在从事让人激动的治疗工作的人分享讲台。我想，当主办方了解到他举荐的人只是一个名不见经传的澳大利亚年轻人时一定惊讶万分！

卡尔当时已经是一位德高望重的临床医生和教授了，因此人们往往信任他的眼光，于是卡尔和麦克开始共同举办工作坊。需要特别提及的实情是，当时卡尔是如此坚持：他跟主办方说自己接受邀请的前提是除非和麦克一起执教。这可是一桩非同小可的义举。我们当然可以轻描淡写地说卡尔是出于慷慨大度或者朋友情谊，但他这么做的意义远胜于此。这是一位长者在运用他的影响力来提携后辈。这么做意味着要分享讲课收入，让出中心舞台，并和一位年轻的演讲者平起平坐。

第一位同意卡尔的建议，让卡尔和麦克共同举办工作坊的主办方是来自俄克拉何马州塔尔萨的盖尔·拉皮德斯（Gail Lapidus）。盖尔说，在她所在的社区里，卡尔的这个举动是完全可以理解的。她说卡尔的行为就像一个好的"拉比老师"。她解释道，在他们的传统中，"好的拉比老师"要为新一辈的思想家开启空间。

卡尔·汤姆真的很了不起。他令人鼓舞、古道热肠、能量充沛和风趣十足。如果没有卡尔当年的执着，麦克的叙事疗法很可能根本走不出澳大利亚和新西兰。卡尔提供了一张入场券，让麦克这样的人可以踏入一个原本高不可攀的世界。对我们而言，这个世界是陌生的，有时候甚至有点令人害怕，但是卡尔的信心让一切变得容易许多。

因此，每当我思考叙事疗法未来的时候，总是禁不住设想如果我们能发扬卡尔的传统，为那些尚未进入主流的专业文化圈的新人们"开启空间"，叙事疗法将会呈现何等的景象。这些新人们对每一种新观念都洋溢着兴奋之情，随时随地在创新，并为了最好地将叙事疗法本土化而努力奋进。如果能提供一个舞台去让他们发出自己的声音，会意味着什么？如果我们都能以卡尔为榜样，利用我们的优势、资源和勇气来引发叙事实践的新浪潮，又会意味着什么？

谢丽尔·怀特

参考文献

[1] Abu-Rayyan, N. M. (2009). Seasons of Life: Ex-detainees reclaiming their lives. *The International Journal of Narrative Practice and Community Work*, (2), 24–40.

[2] Bachelard, G. (1994). Introduction. In G. Bachelard, *The poetics of space* (M. Jolas, Trans., pp. xv–xxxix). Boston, MA: Beacon. (Original work published 1958).

[3] Bauman, Z. (2000). *Liquid modernity*. Cambridge, England: Polity Press.

[4] Bauman, Z. (2001). Stories told and lives lived. In Z. Bauman, *The individualized society* (pp. 1–16). Cambridge, England: Polity Press.

[5] Beck, U. (1992). *Risk society: Towards a new modernity*. London, England: Sage.

[6] Begum, M. (2007). Conversations with children with disabilities and their mothers. *The International Journal of Narrative Practice and Community Work*, (3), 11–16.

[7] Blanc-Sahnoun, P. (2009). Narrative coaching in a professional community after a suicide. *Explorations: An E-Journal of Narrative Practice*, (1), 17–25. Retrieved from www.dulwichcentre.com.au/explorations-2009–1-pierre-blanc-sahnoun.pdf.

[8] Campillo, M. R. (2009) *Terapia narrativa: Auto–aprendizaje y co-aprendizaje grupal*. Xalapa, México: Publicaciones Ollin-Marta Campillo.

[9] Caputo, J. (1993). On not knowing who we are: Madness, hermeneutics and the night of truth. In J. Caputo & M. Yount (Eds.), *Foucault and the critique of institutions*. University Park, PA: Penn State University Press.

[10] Carey, M., Walther, S., & Russell, S. (2009). The absent but implicit: A map to support therapeutic enquiry. *Family Process*, 48(3), 319–331. doi:10.1111/j.1545–5300.2009.01285.x.

[11] Colic, M. (2007). Kanna's lucid dreams and the use of narrative practices to explore their meaning. *The International Journal of Narrative Therapy and Community Work*, (4), 19–26.

[12] Cowley, G., & Springen, K. (1995). Rewriting life stories. *Newsweek*, April 17, 70–74.

[13] Denborough, D. (2002). Community song writing and narrative practice. *Clinical Psychology*, 17, 17–24.

[14] Denborough, D. (2008). *Collective narrative practice: Responding to individuals, groups, and communities who have experienced trauma*. Adelaide, Australia: Dulwich Centre Publications.

[15] Denborough, D. (2010a). *Working with memory in the shadow of genocide: The narrative practices of Ibuka trauma counsellors*. Adelaide, Australia: Dulwich Centre Foundation International.

[16] Denborough, D. (Ed.) (2010b) *Raising our heads above the clouds: The use of narrative practices to motivate social action and economic development: The work of Caleb Wakhungu and the Mt Elgon Self-Help Community Project*. Adelaide, Australia: Dulwich Centre Foundation International.

[17] Denborough, D., Freedman, J., & White, C. (2008). *Strengthening resistance: The use of narrative practices in working with genocide survivors*. Adelaide, Australia: Dulwich Centre Foundation.

[18] Denborough, D., Wingard, B., & White, C. (2009). Y*ia Marra: Good stories that make spirits strong—from the people of Ntaria/Hermannsburg*. Adelaide & Alice Springs, Australia: Dulwich Centre Foundation & General Practice Network NT.

[19] Denzin, N. (2003). *Performance ethnography: Critical pedagogy and the politics of culture*. Thousand Oaks, CA: Sage Publications.

[20] Didion, J. (2003). *The year of magical thinking*. New York, NY: Vintage.

[21] Dreyfus, J. L., & Rabinow, P. (1983). *Michel Foucault: Beyond structuralism and hermeneutics* (2nd ed.). Chicago, IL: University of Chicago Press.

[22] Dulwich Centre Foundation (2009). *Finding hidden stories of strength and skills: Using the Tree of Life with Aboriginal and Torres Strait Islander children* [DVD]. Adelaide, Australia: Dulwich Centre Foundation.

[23] Duvall, J. & Béres, L. (in press) *Innovations in narrative therapy: Connecting practice, training, and research*. New York, NY: W. W. Norton.

[24] Duvall, J., & Young, K. (2009). Keeping faith: A conversation with Michael White. *Journal of Systemic Therapies*, 28(1), 1–18. doi:10.1521/jsyt.2009.28.1.1.

[25] Epston, D. (1998). Voices. In D. Epston, *'Catching up' with David Epston: A collection of narrative practice-based papers published between 1991 & 1996* (pp. 33–38). Adelaide, Australia; Dulwich Centre Publications. New York, NY: W. W. Norton. Reprinted from *Strange encounters with Carl Auer*, by G. Weber & F. B. Simon, (Eds.) 1991.

[26] Epston, D. (2010). What I would be doing if I were with you! [Address to the Narrative Therapy as Contextual Practice in South Africa Conference, Cape Town, October 12/13, 2009]. *Explorations: An E-Journal of Narrative Practice*, (1), 92–94. Retrieved from www.dulwichcentre.com.au/explorations-2010–1-david-epston. pdf.

[27] Epston, D., & White, M. (1985). *Consulting your consultant's consultants*. Workshop notes, Fifth Australian Family Therapy Conference, Sydney, Australia.

[28] Epston, D., & White, M. (1992). *Experience, contradiction, narrative and imagination: Selected papers of David Epston and Michael White, 1989–1991*. Adelaide, Australia: Dulwich Centre Publications.

[29] Epston, D., White, M., & Murray, K. (1998). A proposal for a re-authoring therapy: Rose's revisioning of her life and a commentary. In D. Epston, *"Catching up" with David Epston: A collection of narrative practice-based papers published between 1991 & 1996* (pp. 9–32). Adelaide, Australia; Dulwich Centre Publications. Reprinted from *Therapy as social construction*, by S. McNamee & K. Gergen, Eds., 1992, London, England: Sage Publications.

[30] Faris, W. B. (2004). *Ordinary enchantments: Magical realism and the remystification of narrative*. Nashville, TN: Vanderbilt University Press.

[31] Foucault, M. (1982). Truth, power, self: An Interview with Michel Foucault (25 October 1982). In Martin, L. H., Gutman, H., & Hutton, P., (Eds.) 1988. *Technologies of the self: A seminar with Michel Foucault* (pp. 9–15). London, England: Tavistock.

[32] Fraenkel, P. (2005). Whatever happened to family therapy? *Psychotherapy Networker*, 29, 30–39, 70.

[33] Freedman, J., & Combs, G. (2009). Narrative ideas for consulting with communities and organizations: Ripples

from the gatherings. *Family Process* 48(3), 347–362. doi:10.1111/j.1545-5300.2009.01287.x.

[34] Galeano, E. (1992). *The book of embraces*. New York, NY: W. W. Norton.

[35] Galeano, E. (2006). *Ceremony in voices of time: A life in stories*. New York, NY: Picador.

[36] Geertz, C. (1983). *Local knowledge: Further essays in interpretive anthropology*. New York, NY: Basic Books.

[37] Giddens, A. (1992). *Modernity and self-identity: Self and society in the late modern age*. Palo Alto, CA: Stanford University Press.

[38] Hall, R. (1994). Partnership accountability. *Dulwich Centre Newsletter*, (2&3), 6–29.

[39] Hegarty, T. (2009). Songs as re-tellings. *The International Journal of Narrative Therapy and Community Work*, (3), 44–54.

[40] Hejinian, L. (2000). *The language of inquiry*. Berkeley, CA: University of California Press.

[41] James, W. (1890). *The principles of psychology* (Vol. 1, trs. 1918). New York, NY: Dover.

[42] Judt, T. (2010a, April 29–May 12). Ill fares the land. *New York Review of Books*.

[43] Judt, T. (2010b). *Ill fares the land*. New York, NY: Penguin.

[44] King, J., & Epston, D. (2009). Unsuffering myself and my daughter from anorexia. Manuscript submitted for publication.

[45] Lindemann Nelson, H. (2001). *Damaged identities, narrative repair*. Ithaca, NY: Cornell University Press.

[46] Madigan, S. (in press). *Who has the story-telling rights to the story being told?: Narrative therapy theory and practice*. Washington, DC: American Psychological Association.

[47] Maisel, R., Epston, D., & Borden, A. (2004). *Biting the hand that starves you: Inspiring resistance to anorexia/bulimia*. New York, NY: W. W. Norton.

[48] Mauss, M. (1954). *The gift: Forms and functions of exchange in archaic societies* (I. Cunnison, Trans.). London, England: Cohen and West.

[49] McLeod, J. (2004). The significance of narrative and storytelling in postpsychological counseling and psychotherapy. In A. Lieblich, D. McAdams, & R. Josselson (Eds.), *Healing plots: The narrative basis for psychotherapy* (pp. 11–27). Washington, DC: American Psychological Association.

[50] McLeod, J. (2005). Counseling and psychotherapy as cultural work. In L. T. Hoshmand (Ed.), *Culture, psychotherapy and counseling: critical and integrative perspectives* (pp. 47–64). Thousand Oaks, CA: Sage.

[51] McLeod, J. (2006). Narrative thinking and the emergence of postpsychological therapies. *Narrative Inquiry*, 16(1), 201–210. doi:10.1075/ni.16.1.25mcl.

[52] Murray, K. (1985). Life as fiction. *Journal for the Theory of Social Behaviour, 15*, 173–187. doi: 10.1111/j.1468-5914.1985.tb00050.x.

[53] Myerhoff, B. (1980). *Number our days*. New York, NY: Simon & Schuster.

[54] Myerhoff, B. (1982). Life history among the elderly: Performance, visibility, and re-membering. In J. Ruby (Ed.), *A crack in the mirror: Reflexive perspectives in anthropology* (pp. 99–117). Philadelphia, PA: University of Pennsylvania Press.

[55] Myerhoff, B. (1986). Life not death in Venice: Its second life. In Turner, V. & Bruner, E. (Eds.), *The anthropology of experience* (pp. 261–286). Chicago, IL: University of Illinois Press.

[56] Ncube, N. (2006). The Tree of Life Project: Using narrative ideas in work with vulnerable children in Southern Africa. *The International Journal of Narrative Therapy and Community Work*, (1), 3–16.

[57] Newman, D. (2008). "Rescuing the said from the saying of it": Living documentation in narrative therapy. *The International Journal of Narrative Therapy and Community Work*, (3), 24–34.

[58] Ord, P., & Emma. (2009). The therapeutic use of a cartoon as a way to gain influence over a problem. *The International Journal of Narrative Therapy and Community Work*, (1), 14–17.

[59] Pluznick, R., & Kis-Sines, N. (2008). Growing up with parents with mental health difficulties. *The International Journal of Narrative Therapy and Community Work*, (4), 15–26.

[60] Pluznick, R. & Kis-Sines, N. (2010, April). New narratives for parents with mental health difficulties. *Context Magazine*, 43–46.

[61] Polanco, M., & Epston, D.(2009). Tales of travels across languages: Languages and their anti-languages. *The International Journal of Narrative Therapy and Community Work*, (4), 62–71.

[62] Rose, N. (1993). *Governing the soul: The shaping of the private self.* London, England: Free Association Press.

[63] Sax, P. (2008). *Re-authoring teaching: Creating a collaboratory.* Rotterdam/Taipei: Sense Publishers.

[64] Sennett, R. (2000). *The corrosion of character: The personal consequences of work in the new capitalism.* New York, NY: W. W. Norton.

[65] Simon, R. (Ed.) (1994). Psychotherapy's third wave? The promise of narrative [Special feature]. *The Family Therapy Networker*, 18(6), 18–49.

[66] Sommer, D. (Ed.). (2003). *Bilingual games: Some literary investigations.* London, England: Palgrave Macmillan.

[67] Sommer, D. (2004). *Bilingual aesthetics: A new sentimental education.* Durham, NC: Duke University Press.

[68] Sudnow, D. (2001). *Ways of the hand: A rewritten account.* Boston, MA: The MIT Press.

[69] Tamasese, K. & Waldegrave, C. (1993). Cultural and gender accountability in the "Just Therapy" approach. *Journal of Feminist Family Therapy*, 5(2), 29–45.

[70] Tamasese, K., Waldegrave, C., Tuhaka, F., & Campbell, W. (1998). Furthering conversation about partnerships of accountability. *Dulwich Centre Journal*, (4), 50–62.

[71] Taylor, C. (2007). *A secular age.* Cambridge, MA: Harvard University Press.

[72] Vromans, L. P., & Schweitzer, R. D. (2010). Narrative therapy for adults with major depressive disorder: Improved symptom and interpersonal outcomes. *Psychotherapy Research*, 1–12. doi:10.1080/10503301003591792.

[73] Vygotsky, L. (1986). *Thought and Language.* Cambridge, MA: MIT Press.

[74] Waldegrave, C. (2005). "Just Therapy" with families on low incomes. *Child Welfare Journal*, 84(2), 265–276.

[75] Waldegrave, C. (2009). Culture, gender and socio-economic contexts in therapeutic and social policy work. *Family Process*, 48(1), 85–101. doi:10.1111/j.1545–5300.2009.01269.x.

[76] Waldegrave, C., Tamasese, K., Tuhaka, F., & Campbell, W. (2003). *Just Therapy—a journey: A collection of papers from the Just Therapy Team, New Zealand.* Adelaide, Australia: Dulwich Centre Publications.

[77] Welch, S. (1990). *A feminist ethic of risk.* Minneapolis, MN: Fortress Press.

[78] Wever, C. (2009). Musical re-tellings: Songs, singing, and resonance in narrative practice. *The International Journal of Narrative Therapy and Community Work*, (3), 28–42.

[79] White, M. (1984). Pseudo-encopresis: From avalanche to victory, from vicious to virtuous cycles. *Family Systems Medicine*, 2(2), 150–160. doi:10.1037/h0091651.

[80] White, M. (1988). Saying hullo again: The incorporation of the lost relationship in the resolution of grief. *Dulwich Centre Newsletter*, Spring, 7–11.

[81] White, M. (1989a). Family therapy and schizophrenia: Addressing the "In-the-corner" lifestyle. In M. White, *Selected papers* (pp. 47–57). Adelaide, Australia: Dulwich Centre Publications.

[82] White, M. (1989b). *Selected papers.* Adelaide, Australia: Dulwich Centre Publications.

[83] White, M. (1989c). The process of questioning: A therapy of literary merit? In M. White, *Selected papers* (pp. 37–46). Adelaide, Australia: Dulwich Centre Publications. (Reprinted from *Dulwich Centre Newsletter*, 1988, Winter, 8–14).

[84] White, M. (1992). Men's culture, the men's movement, and the constitution of men's lives. *Dulwich Centre Newsletter*, (3&4), 33–53.

[85] White, M. (1993). Commentary: The histories of the present. In S. Gilligan & R. Price (Eds.), *Therapeutic conversations* (pp. 121–135). New York, NY: W. W. Norton.

[86] White, M. (1994). A conversation about accountability (C. McLean, interviewer). *Dulwich Centre Newsletter*, (2&3), 68–79.

[87] White, M. (1995a). *Re-authoring lives: Interviews and essays*. Adelaide, Australia: Dulwich Centre Publications.

[88] White, M. (1995b). Reflecting teamwork as definitional ceremony. In M. White, *Re-authoring lives: Interviews and essays* (pp. 172–198). Adelaide, Australia: Dulwich Centre Publications.

[89] White, M. (1997). *Narratives of therapists' lives*. Adelaide, Australia: Dulwich Centre Publications.

[90] White, M. (2000a). Challenging the culture of consumption: Rites of passage and communities of acknowledgement. In M. White, *Reflections on narrative practice: Essays and interviews* (pp. 25–33). Adelaide, Australia: Dulwich Centre Publications. (Reprinted from *Dulwich Centre Newsletter*, 1997, [2&3], 38–42).

[91] White, M. (2000b). *Reflections on narrative practice: Essays and interviews*. Adelaide, Australia: Dulwich Centre Publications.

[92] White, M. (2001). Folk psychology and narrative practice [Special issue]. *Dulwich Centre Journal*, (2).

[93] White, M. (2004). *Narrative practice and exotic lives: Resurrecting diversity in everyday life*. Adelaide, Australia: Dulwich Centre Publications.

[94] White, M. (2007). *Maps of narrative practice*. New York, NY: W. W. Norton.

[95] White, M., & Epston, D. (1990). *Narrative means to therapeutic ends*. New York, NY: W. W. Norton.

[96] White, M., & Morgan, A. (2006). *Narrative therapy with children and their families*. Adelaide, Australia: Dulwich Centre Publications.

[97] Wingard, B. (2010). A conversation with Lateral Violence. *The International Journal of Narrative Therapy and Community Work*, (1), 13–17.

[98] Winslade, J. (2009). Tracing lines of flight: Implications in the work of Giles Deleuze for narrative practice. *Family Process*, 48(3), 332–346. doi:10.1111/j.1545–5300.2009.01286.x.

[99] Yuen, A., & White, C. (2007). *Conversations about gender, culture, violence & narrative practice: Stories of hope and complexity from women of many cultures*. Adelaide, Australia: Dulwich Centre Publications.